刘清贞

儿科学术经验传承辑要

◎ 刘清贞 崔文成 主编

山东科学技术出版社

图书在版编目（ＣＩＰ）数据

刘清贞儿科学术经验传承辑要 ／ 刘清贞，崔文成
主编． —济南：山东科学技术出版社，2018.2（2021.1重印）
ISBN 978-7-5331-9197-9

Ⅰ.①刘… Ⅱ.①刘… ②崔… Ⅲ.①中医儿科学
Ⅳ.①R272

中国版本图书馆CIP数据核字（2017）第305043号

刘清贞儿科学术经验传承辑要

刘清贞　崔文成　主编

主管单位：山东出版传媒股份有限公司
出 版 者：山东科学技术出版社
　　　　　地址：济南市玉函路16号
　　　　　邮编：250002　电话：(0531) 82098088
　　　　　网址：www.lkj.com.cn
　　　　　电子邮件：sdkj@sdpress.com.cn
发 行 者：山东科学技术出版社
　　　　　地址：济南市玉函路16号
　　　　　邮编：250002　电话：(0531) 82098071
印 刷 者：北京时尚印佳彩色印刷有限公司
　　　　　地址：北京市丰台区杨树庄103号乙
　　　　　邮编：100070　电话：(010) 68812775

开本：710mm×1000mm　1/16
印张：11.5
彩页：12
字数：165 千
印数：1~3300
版次：2021 年 1 月第 1 版 第 2 次印刷

ISBN 978-7-5331-9197-9
定价：46.00元

编写委员会

主　编　刘清贞　崔文成

副主编　郑三霞　浦源远　康凤斌　徐　鑫　张敏青　刘黎卉

编　委（按姓氏笔画排序）

于水灵　万小莘　王　刚　王　娜　王　艳　王　萍
王延泉　王兆芳　王珍珍　王斯琦　王鲁莉　王婷婷
王新钰　卢秀艳　任　雪　闫　雁　闫瑢琦　闫韶华
刘春燕　刘秋红　刘洪坤　刘晓菲　刘淑梅　刘靖靖
安　林　孙　娟　孙　鹏　李　刚　李　雯　李东凤
李胜男　吴　越　吴　静　吴继芳　宋春霞　张　群
张　静　张　燕　张如水　张若维　张明亮　张泽正
张桂兰　张慧敏　张毅蕾　陈振华　陈海燕　陈智敏
卓成瑶　赵　岩　赵延春　郝云萍　郝晓丽　贾云云
徐振华　徐真真　崔正昱　葛　慧　董　娟

编　审

迟景勋　浦家祚　刘谟梧　孟宪兰　杨献春　孙　虹
鲁　冰　郭立华　马其江　刘荣奎

内容提要

　　该书介绍了全国名老中医药专家刘清贞五十多年的学术思想和临证实践经验。书中汇集了刘清贞幼幼济众之从医历程、对儿科病证独到的见解和学术特色、常用治法、临证经验、方药传真、方证传真、医案选编、医论医话、中医儿科验方整理、科研成果、自制剂、大事记等。

　　该书体现了刘清贞全国名老中医药专家传承工作室的工作成绩，对人才培养有学术价值，对文献研究有史学价值，对防治疾病有实用价值，适合广大儿科工作者、医学生、中医爱好者学习参考，儿童家长也能从中获得很多裨益。

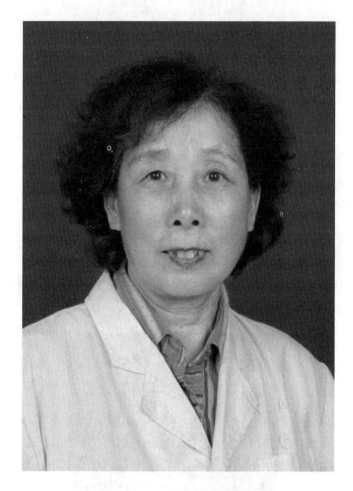

刘清贞 1993 年晋升主任中医师留影

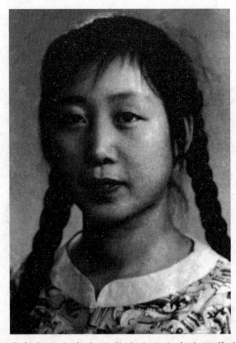

1959 年刘清贞考入山东中医学院（现山东中医药大学）留影

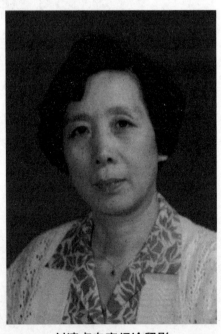

刘清贞专家门诊留影

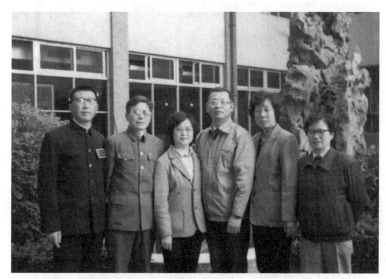

1981 年全国高等医学院校中医儿科师资进修班。刘清贞（右二）与上海中医药
大学儿科主任朱大年教授（右三）合影

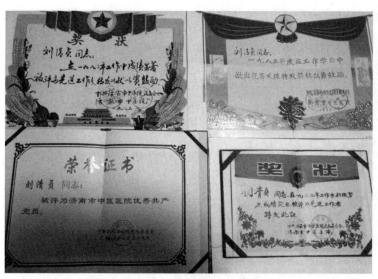

1982 年刘清贞荣获"先进工作者""优秀共产党员"的证书

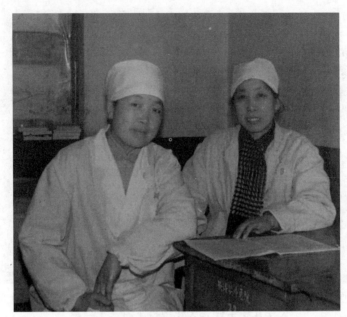

刘清贞在长清区中医院巡诊

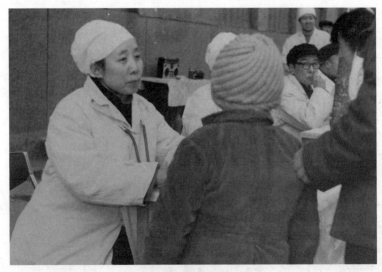

刘清贞在济阳县义诊

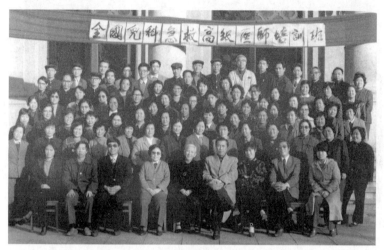

1988 年刘清贞参加全国儿科急救高级医师培训班（前第三排右起第二）

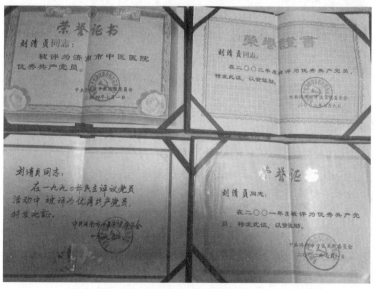

1990 年刘清贞荣获"优秀共产党员"的证书

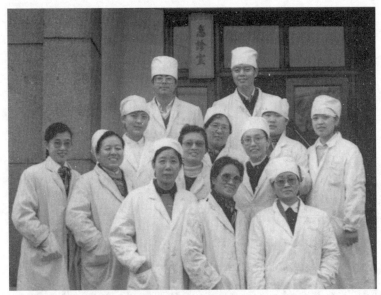

1990 年刘清贞与儿科部分人员合影

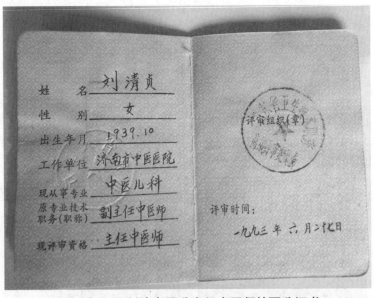

1993 年 6 月刘清贞晋升主任中医师的职称证书

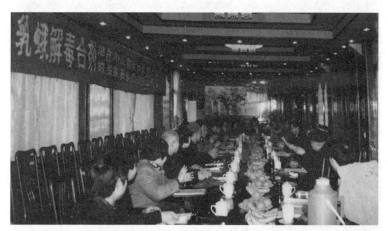

1994 年 12 月 26 日山东省科委计划课题"乳蛾解毒合剂治疗小儿扁桃体炎的临床及实验研究"鉴定会

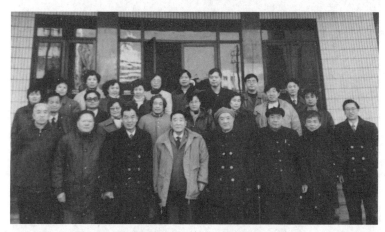

1994 年 12 月 26 日山东省科委计划课题"乳蛾解毒合剂治疗小儿扁桃体炎的临床及实验研究"通过鉴定后合影

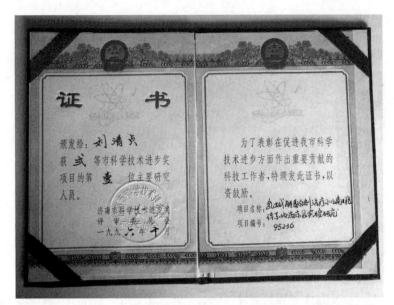

1996 年 10 月，刘清贞获济南市科学技术进步奖二等奖的证书

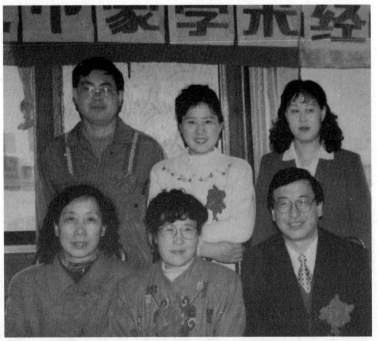

1997 年，第二批全国老中医药专家学术经验继承工作济南市师承人员合影
（前排左起：导师刘清贞、董秀芝、迟景勋。后排左起：继承人崔文成、张玉洁、张霞）

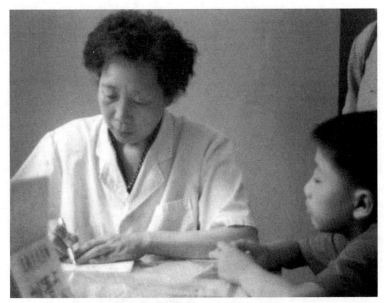

刘清贞工作照

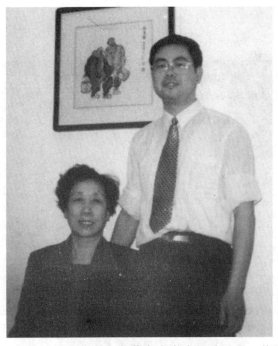

1997 年第二批全国老中医药专家学术经验继承工作照片
导师刘清贞与继承人崔文成

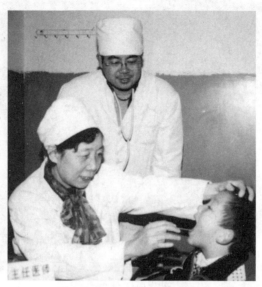

1998年第二批全国老中医药专家学术经验继承工作照片
导师刘清贞与继承人崔文成

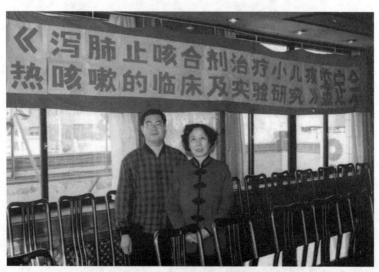

1999年"泻肺止咳合剂治疗小儿痰热咳嗽的临床及实验研究"鉴定会照片
导师刘清贞与继承人崔文成

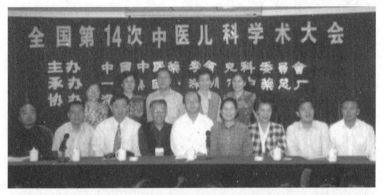

1999 年全国第 14 次中医儿科学术大会，刘清贞（后排左二）与
原山东省卫生厅张奇文厅长（前排左三）、王烈教授（前排左四）
等专家合影

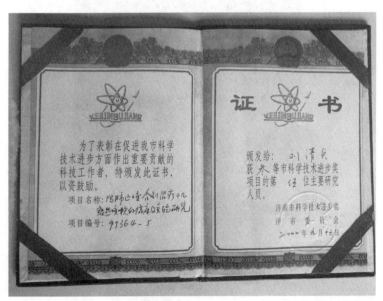

2000 年 9 月刘清贞获济南市科学技术进步奖三等奖。图为获奖证书

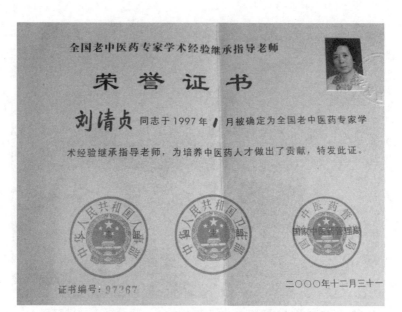

全国老中医药专家学术经验继承指导老师

荣 誉 证 书

刘清贞 同志于1997年1月被确定为全国老中医药专家学术经验继承指导老师，为培养中医药人才做出了贡献，特发此证。

证书编号：97367

二〇〇〇年十二月三十一

2000年12月刘清贞荣获全国老中医药专家学术经验继承指导老师。图为荣誉证书

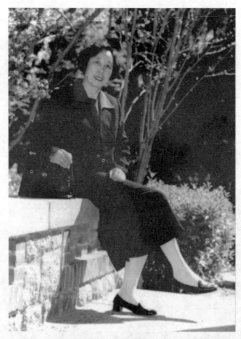

2000年刘清贞退休后于青岛第二疗养院留影

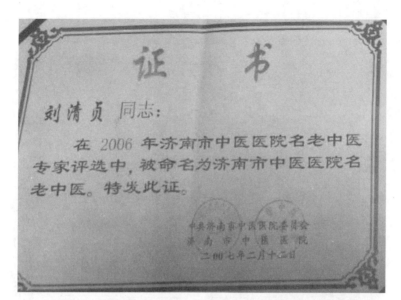

2007 年 2 月刘清贞被评为"济南市中医医院名老中医"

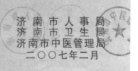

2007 年 2 月刘清贞被评为"济南市名老中医"

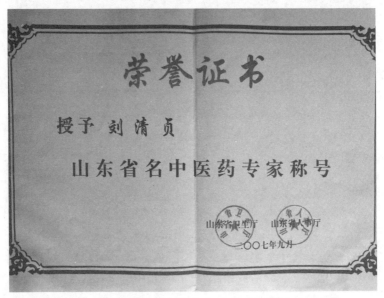

2007 年 9 月刘清贞荣获"山东省名中医药专家称号"

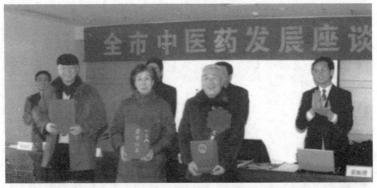

2007 年荣获"山东省名中医药专家称号"（前排中为刘清贞）

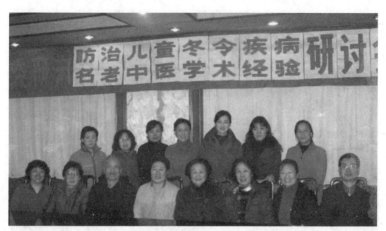

2007 年防治儿童冬令疾病名老中医学术经验研讨会
（ 前排左起：杨献春、张桂兰、刘谟梧、孙虹、孟宪兰、刘清贞、刘淑梅、崔文成。
后排左起：闫雁、荣雅琪、郑三霞、孙娟、任雪、张慧敏、贺倩 ）

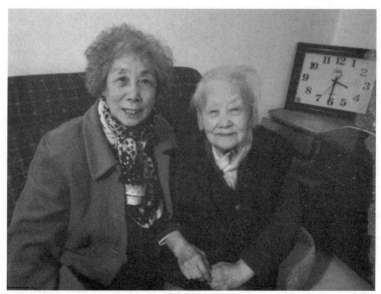

2015 年春节，刘清贞探望中医前辈傅纯瑜（ 98 岁，知名中医儿科大师 ）

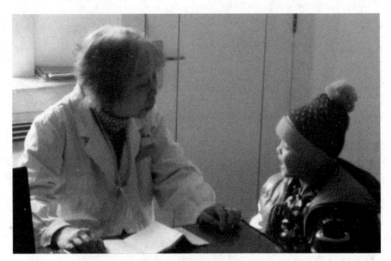

2015 年刘清贞全国名老中医药专家工作照

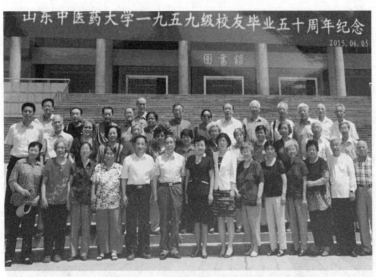

2015 年刘清贞参加毕业 50 周年部分同学聚会

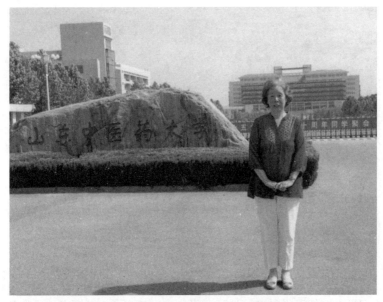

2015 年刘清贞毕业 50 年后回母校（山东中医药大学长清校区）

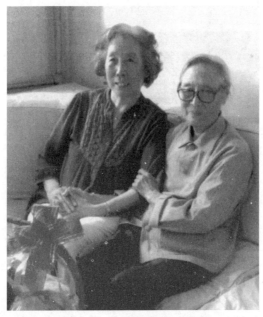

2015 年刘清贞探望老师靳祖鹏（山东中医药大学教授，刘老的儿科启蒙老师）

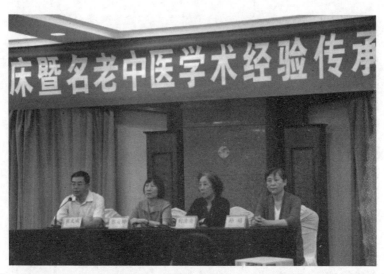

2015 年 9 月 17 日至 19 日在济南市吉华大厦举办国家级继续教育项目"《内经》理论与儿科临床暨名老中医学术经验传承学习班"及刘清贞全国名老中医药专家传承工作室举办继续医学教育培训班开班仪式，李安源、刘清贞、孟宪兰、张安玲、崔文成、孙娟、宋春霞、张慧敏等专家学者做专题报告，来自国内的 150 余位医务工作者参加培训（左起：崔文成、张安玲、刘清贞、孙娟）

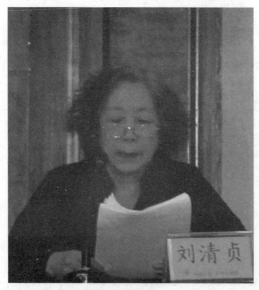

2015 年刘清贞在国家级中医药继续教育项目 "《内经》理论与儿科临床暨名老中医学术经验传承学习班"上讲课

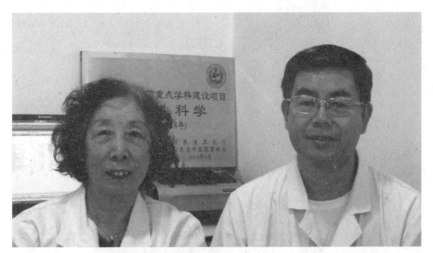

2016 年刘清贞在全国名老中医药专家传承工作室（第三批）与负责人崔文成合影

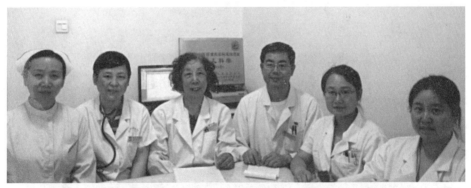

2016 年刘清贞在全国名老中医药专家传承工作室（第三批）与部分工作人员合影
（左起：赵延春、孙娟、刘清贞、崔文成、葛慧、卢秀艳）

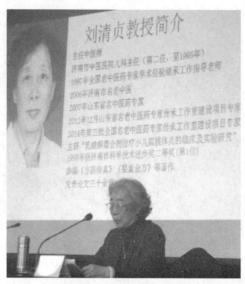

2016 年刘清贞在山东省继续教育项目"方证理论与儿科临床暨名老中医学术经验传承学习班"授课

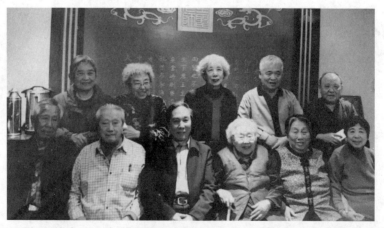

2017 年刘清贞（山东中医药大学毕业 52 年时）与部分同学聚会合影
（前排左起：孙代英、曹贻训、张志刚、刘毅、乔宁、张洁承。后排左起：江秀贞、迟华基、刘清贞、刘持年、于光华）

刘清贞简介

　　刘清贞,女,1939年生,山东省济南市人,1959年考入山东中医学院(现山东中医药大学),1965年毕业后分配到济南市中医医院儿科,从事临床、科研、教学工作,至今已五十余年,现为主任中医师、山东省知名专家,2012年被评为山东省名老中医药专家传承工作室建设项目专家,2014年被评为第三批全国名老中医药专家传承工作室建设项目专家。曾任济南市中医医院儿科主任,济南中医药学会常务理事兼儿科委员会主任委员,山东中医药大学兼职教授。1997年1月被确定为全国老中医药专家学术经验继承指导老师(继承人崔文成),2004年任首批全国优秀中医临床人才指导老师,2007年2月荣获"济南市名老中医"称号,2007年9月荣获"山东省名中医药专家"称号。

　　刘老擅长诊疗儿童扁桃体炎、发热、厌食、心肌炎、肺炎、哮喘、咳嗽等病症。撰写发表论文三十余篇,其中《中医对小儿哮喘发病的认识》获同行专家高度评价;《乳蛾一号治疗小儿急性扁桃体炎84例》在《山东中医杂志》发表后,被《中国医学文摘·耳鼻咽喉科学》摘录,又被编入《实用中医儿科学》扁桃体炎篇;《益胃汤加减治疗小儿厌食证的体会》《论小儿惊热与惊风》获济南中医药学会优秀论文奖,《对儿科用药剂改的管见》获济南市科学技术协会论文二等奖,《小儿止汗粉外扑治疗小儿盗汗32例》获济南市科学技术协会论文三等奖,《小儿善太息的辨证治疗》获中华中医药学会儿科学会优秀论文。参编《名老中医之路》《方药传真》《婴童金方》等著作。

　　刘老参研的项目"黄牛角代替犀牛角药用"获省卫生厅科技成果三等奖,"小儿消食片的研究"获山东省科学技术进步奖二等奖;主研项目"乳蛾解毒合剂治疗小儿扁桃体炎的临床及实验研究"1996年10月获济南市科学技术进步奖二等奖（第1位），"泻肺止咳合剂治疗小儿痰热咳嗽的临床及实验研究"2000年9月获济南市科学技术进步奖三等奖（第5位）。

刘老治学孜孜不倦，集古今医家学术之长，见解精辟独特；诊察仔细认真，四诊及辅助检查合参，务求诊断明确；治疗随证制宜，用药奇巧而有章法，价廉安全有效，医嘱耐心周到。因疗效颇高且待人热忱，深受患儿及家长们的信赖而誉满泉城。2009年庆祝中华人民共和国成立六十周年时，荣获济南市卫生系统医界楷模称号。2010年3月纪念"国际劳动妇女节100周年"之际，喜获济南市卫生系统百名巾帼杰出人物"医界女杰"称号。1992年获山东中医学院（现山东中医药大学）单项教学优秀奖。她乐于提携后学，通过言传身教把自己丰富的临证经验传授给中青年医生，让中青年医生在医教研活动中锻炼成长，使儿科人才济济，名医辈出，人有专长，科有特色，事业发达，在泉城及省内外享有盛誉。

前　言

刘清贞全国名老中医药专家传承工作室成立于2014年8月，按照国家中医药管理局（国中医药人教发〔2014〕20号）的要求，根据《国家中医药管理局全国名老中医药专家传承工作室建设项目任务书》开展工作，进行了基础设施建设，主要通过面授口传、临床应诊、实际操作、师承授课、举办国家和山东省中医药继续教育项目、学术沙龙、疑难病例中医会诊讨论和经验整理等途径进行学术经验传承工作，重点研究刘老的诊疗策略、特点及对各种病证的治法精要、特色方药等，研究刘老对中医药理论的独到见解，提炼出刘老临证思辨特点和学术思想，三年来取得了丰硕成果。本书是传承工作的成果之一。

刘老1939年出生于山东济南，1965年毕业于山东中医学院医疗系本科，从事中医儿科临床、教学、科研五十多年，医理娴熟，学验俱丰，擅长治疗小儿外感热病和内伤杂病。善于总结临床经验，积极开展科研活动。治学孜孜不倦，集古今医家学术之长，见解精辟独特；诊察仔细认真，四诊及辅助检查合参，务求诊断明确；治疗随证制宜，用药奇巧而有章法，价廉安全有效，医嘱耐心周到。因疗效颇高且待人热忱，深受患儿及家长们的信赖而誉满泉城，曾被山东省卫生厅评为医德模范。

我有幸从事刘老的学术经验传承工作，作为1997—2000年第二批全国老中医药专家刘清贞学术经验继承工作继承人、2003—2007年首批全国优秀中医临床人才研修者、2014年至今刘清贞全国名老中医药专家传承工作室负责人，经过了师承教育、临床研修、传承弘扬的传承历程。

刘老强调从事儿科临床工作，首先要充满爱心，热爱儿童，同时要熟练运用中西医儿科基础知识和临床应用技术。对技术要精益求精，活到老，学到老，向文献资料学，向同行学，向患儿及家长学，在科研中学，在培训中学，以及"功夫在诗外"，利用一切机会学习，在实践中不断总结经验，提高技术水平。在服务中要讲究艺术，千方百计地满足患儿及家长们的合理需求，使他们放心满意。行医准则是：以实事求是的科学态度，全心全意地为人民服务。

刘老治学格言：学习态度要认真，善于运用新科技；学习精神要刻苦，善于取精华去糟粕；学习方法要严谨，善于及时总结新经验；学习要扎实，善于取长补短。要求学生熟知儿科学发展简史，掌握小儿脏腑娇嫩、形气未充、生机蓬勃、发育迅速的生理特点和发病容易、传变迅速、脏气清灵、易趋康复的病理特点。诊断小儿疾病务求明确，治疗小儿疾病要求抓住主要矛盾，治病必求其本，及时、准确、恰当地选用中西医疗法，本着能调不药、能外不内、能中不西、先中后西、中西结合的原则，谨慎治疗。

刘老对外感热病主张以祛邪解毒为主，从温热与湿热着眼，兼顾体质禀赋及有无积滞湿阻痰瘀脓，宗卫气营血辨证与三焦辨证，立清热解毒护阴与化湿清热解毒两大法门，用药以轻疏灵透为主。对外感六淫为病，主张表里双解，据表证里证孰轻孰重而选方用药。对气血痰食为病，主张重在防治乳食积滞，祛除湿阻痰饮，强调小儿慎用补法，邪去正自安。对脏腑功能失调为病，主张脾以健运为贵，重在醒脾化湿；肺以宣畅清肃为要，重在祛痰顺气；肾常虚，宜补不宜泻；心肝常有余，宜泻不宜补。

本书通过文字、图片等形式，概要介绍了全国名老中医药专家刘清贞五十多年的学术思想和临证实践经验。书中刘老回顾了幼幼济众之从医历程、所读书文、轶事等，汇集了刘老对儿科病证独到的见解和学术特色、常用治法、临证经验、方药传真、方证传真、医案选编、医论医话、中医儿科验方整理、科研成果、自制制剂、大事记等。

本书得到了山东科学技术出版社的大力帮助，刘老亲自编写了从医历程，并指导了全书的编写。参加本书编写者有工作室成员、各级传承人等，力求全面准确地反映刘老的学术经验，但疏漏之处在所难免，请大家不吝指教！

传承工作得到了各级领导的大力支持，得到了医院有关科室及同事们的大力帮助。1957 年 8 月 16 日济南市中医医院建院，2000 年 8 月 16 日济南市中医医院成立了儿科病房，同时开展了儿科 24 小时急诊工作，实现了多功能服务。在建院六十年、儿科病房成立十七年、刘清贞全国名老中医药专家传承工作室成立三年之际，衷心感谢党和国家的培养教育！衷心感谢刘老的严格要求和毫无保留地传授宝贵经验与专长！衷心感谢各级领导、同事们以及山东科学技术出版社的大力支持与帮助！

崔文成

2018 年 1 月 1 日

目　录

从医历程

刘清贞

一、杏林梦，少时萌

我自幼体弱多病，有一次发高烧，嗓子肿痛化脓，多处寻医，好几天仍高烧不退，昏睡。后来听母亲说当时都吓坏了，因为早先有一个大我两岁的姐姐就是高烧昏迷，不几天就没了。最后父母带我找到了城里有名的中医儿科大夫，他开了一剂中药，说："喝了药，明天早上八点就退烧了"。父亲半信半疑，按照医嘱给我喂药，果然第二天到点就退烧了。我记得醒来时眼前突然明亮，头脑很清爽，嗓子也不痛了。父母惊喜若狂，连说："这个大夫真是神医也！"我问："哪个神医？"父亲说："刘东昇！"从此，刘东昇这个名字就深深地印在了我的脑海里。

上初中时，我每天经过人民公园，都看见公园对面墙上有"中医师陈伯咸"几个大字，每个字都有两米多高，醒目、气派，有一天我问："陈伯咸是谁？"父亲竖起大拇指说："是位很有名望的中医，国医学校毕业的，医道高明！"我又问："国医是什么？"父亲说："就是咱中国的医学"。从那时起，我就萌生了学中医的念头，后来就考上了山东中医学院。

二、父之愿，女儿圆

我父亲原是农村人，读过几年私塾，十几岁时跟老乡闯关东，三十多岁回山东在济南落户定居。父亲从亲身经历中悟出一个道理："想有作为必须要有文化，有文化就能改变人的命运"，所以他非常羡慕有学问的人，希望儿女们都有知识，于是就把上大学的梦寄托在儿女身上。他常对我们几个姐妹们说："我不给你们什么陪嫁，就给你们学问，学问就是一辈子用不完的陪嫁。"我生长在济南，记得我六七岁要上学的时候，父亲让母亲在我的毛背心上绣了"学不厌"三个大字，后来我慢慢懂得了这是父母对我的期望，以后竟成为我终生学习的座右铭。我考上山东中医学院时，嫌学制六年太长了，父亲却高兴地连声说："好！好！好！学制再长，我也要供你读完，上学的年限越长，学的东西越多！"工作后，我深刻体会到中医药学的博大精深，书到用时方恨少，活到老学到老，学无止境啊！

三、路之遥，恩师导

我心目中最崇拜和敬仰的有两位恩师。

第一位恩师是王传吉老师。王传吉老师是山东省著名中医儿科专家，享有"王一付""小儿王"的盛誉。我初到山东省立医院中医科实习，很紧张又胆怯。王传吉老师和蔼可亲，鼓励我说："不要紧张，只要谨慎行事，认真观察，灵活辨证，大胆用药，就能收到好的效果！"王老师不善言谈，但熟读经典，背诵如流，令我敬佩不已，是我学习经典的楷模。王老师谦虚谨慎，不夸功自大，尊重同行，还时常对我讲一些临床教训，让我引以为戒，少走弯路。在跟王老师的实习过程中，我学到了老师的一些医术，更学到了老师的崇高医德，为以后独立工作打下了良好的基础。

第二位恩师是刘东昇老师。我大学毕业分配到济南市中医医院儿科工作，仰慕已久的刘东昇老师竟成了我的同事和老师。他一生专攻中医儿科，医术非凡，誉满泉城，大多一剂药见效，再诊者极少。刘东昇老师整理的小儿常见病验方有几十个，疗效显著，深得同道的好评。我刚参加工作就遇到了名医刘东昇老师，真是万幸！刘东昇老师言传身教，我就刻苦学，用心记，仔细揣摩。在初用刘东昇老师验方时心里没底，下班后就到患儿家里走访，了解病情变化，观察疗效。亲身体验到老师的验方名不虚传，其方辨证细腻，用药有据，选方有度，灵活有序。

俗话说得好："师傅领进门，修行在个人。"走好自己的路，须刻苦努力，付出代价。不但要向老师学，还要向同道学，向书籍杂志学。为了参加在上海中医学院（现上海中医药大学）举办的全国中医儿科高级师资培训班，我把两岁的女儿留在家里由她父亲带着，结业回家时女儿竟不认识我了，心里难免有些酸楚。我无怨无悔，有得必有失。此次培训使我眼界开阔，思路明晰，结识了许多良师益友，为行医之路增加了新的动力！

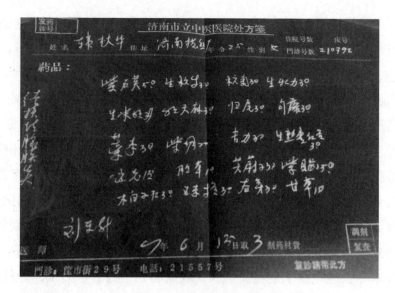

1967 年刘东昇处方手稿

四、医之经，学不厌

入学后，老师讲的第一部经典就是《黄帝内经》，初学时像听天书一样，字义词句、古典术语太难理解，只有硬着头皮往里"闯"，理解的要背，不理解的也要背诵，没有捷径可走，就是一个字："背"。只有熟练背诵，才能在临床上进一步认识、理解和运用。如病机十九条，文简意深，概括性强，实用性广，至今在临床实践中，还有着重要的指导意义。

《伤寒杂病论》是我国第一部理论与实践相结合的理法方药比较完善的临床著作，特色是辨病脉症并治，对外感热病特别是伤寒的病因病机、诊断、治疗较详，为后世奠定了坚实的基础。

《诸病源候论》《备急千金要方》《小儿药证直诀》《脾胃论》《景岳全书》《医宗金鉴》等著作依据不同的时代、地理位置、社会环境等各有其精，各具其长。

清代叶天士等温病学家以卫气营血、三焦辨证为中心，继承了热病理论，发展、丰富了外感热病的诊断治疗方药，至今对临床外感热病诊疗工作有较高的价值。

在临床工作过程中，我又重新阅读了这些著作，从中有了更深刻的理解，反复阅读，反复验证，中医理论水平提高了，临床疗效也会提高，这是当好医生必需的基础。

五、薪火传，多贡献

回顾五十多年的杏林之路，诊治过的孩子一批又一批，一代又一代，有的已长大成人，或已为父母，当他们领着自己的孩子来看病时，总会对孩子讲："这就是当年给你爸爸妈妈看病的那位医生，她的药可管用呵！"当我听到这些话时心里有说不出的高兴，这并不是欣慰自己的医术高明，而是看到了中医药在人们心中的地位已根深蒂固。诊病之余，回忆自己诊疗过的病案时总有一种愉悦的心情，有时尽管因工作繁忙而感到疲劳，或者碰到疑难病证而苦思冥想，总觉得有一股力量在推动我，用中医药这一技术专长能让孩子们健康成长，我就感到全身有了力量，为自己能成为国粹的继承人而感到骄傲与自豪。我有幸成为第二批全国老中医药专家学术经验继承指导老师，第三批全国名老中医药专家传承工作室建设项目专家，我要为中国医学的传承、发扬做出新的贡献！师承教育是中医事业能够生生不息的有效方法，我培养的徒弟，目前都是学科带头人，有的已是全国优秀中医临床人才和山东省名中医药专家。我要把这项工作继续做好，培养优秀的中医人才是我终生的责任和理想。

真知出于实践，医理贵在躬行，锲而不舍，勇于进取，切忌满足，以实事求是的科学态度，全心全意为人民服务是我从医的准则。

学术特色

一、热爱儿童

从事儿科临床工作，最主要的是要充满爱心，同时要熟练运用中西医儿科基础知识和临床应用技术；掌握婴幼儿和儿童的生理特点、病理变化以及诊疗的特殊性。

二、精益求精

对技术要精益求精，活到老，学到老，向文献资料学，向同行学，向患儿及其家长学，在科研中学，在培训中学。"功夫在诗外"，要利用一切机会学习，在实践中不断总结经验，提高技术水平。

三、善于学习

学习态度要认真，善于运用新科技；学习精神要刻苦，善于取精华去糟粕；学习方法要严谨，善于及时总结新经验；学习要扎实，善于取长补短。熟知儿科学发展简史，掌握小儿脏腑娇嫩、形气未充、生机蓬勃、发育迅速的生理特点和发病容易、传变迅速、脏气清灵、易趋康复的病理特点。

四、讲究艺术

在医疗服务中讲究艺术，千方百计地满足患儿及其家长们合情合理合法的需求，使他们放心满意。行医准则是：以实事求是的科学态度，全心全意地为人民服务。

五、治病求本

诊断小儿疾病务求明确，治疗小儿疾病要求抓住主要矛盾，治病必求其本，及时、准确、恰当地选用中西医疗法，本着能调不药、能外不内、能中不西、先中后西、中西结合的原则，谨慎治疗。

（一）对外感热病主张祛邪解毒为主

从温热与湿热着眼，兼顾体质禀赋及有无积滞湿阻痰瘀脓，宗卫气营血辨证与三焦辨证，立清热解毒护阴与化湿清热解毒两大法门，用药以轻疏灵透为主。临床宜灵活施治，用药应审慎果敢，以中病为准，一般不宜久攻或峻补。

认为"毒"是发热的主要原因，外感六淫、内伤七情、饮食劳倦是其主要诱因，积、滞、湿、饮、痰、瘀、脓等既是病理产物，又可成为发热的原因，对小儿呼吸道感染性疾病多按温热病论治，宗钱乙《小儿药证直诀》"小儿纯阳，无须益火"及叶天士"襁褓小儿，体禀纯阳，所患热病居多"之说，多采用卫气营血辨证；对小儿消化道感染性疾病多按湿热病论治，宗薛雪"太阴内湿，湿饮停聚，客邪再至，内外相引，故病湿热"之说，多采用三焦辨证。

（二）对外感六淫为病主张表里双解

据表证、里证孰轻孰重而选方用药。六淫中以小儿穿着过暖，汗出感受风寒者居多，刘老多宗张仲景《伤寒论》立法用药，但强调小儿体禀纯阳，易于化热，即使感受风寒，每易郁而化热，多成外寒里热、表里并见之证，治宜表里双解，解表清里，应据表证里证孰轻孰重，慎重选方，斟酌用药。推崇刘完素《宣明论方·儿科论》谓小儿为纯阳，其病"热多寒少"，主张用辛凉苦寒、泻热养阴以治疗小儿火热病证的方法，认为非常切合实际。风热者仍按温热病论治，湿热者仍按湿热病论治。燥者多宗喻嘉言清燥救肺治法。寒湿、阴暑则多宗《局方》芳香温通，行气化湿。

（三）对气血痰食为病，推崇张从正的攻邪论

主张重在防治乳食积滞，祛除湿阻痰饮，主张小儿慎用补法，以期邪去正安。小儿气血痰食为病，重在乳食积滞。小儿生机蓬勃，发育迅速，需大量的水谷精气来供养，但又脾常不足，运化能力差，神机未全，乳食不知自节。若纵恣口腹，超过脾胃的承受能力，即可发生伤食、积滞。伤食积滞不仅是胃脘痛、腹痛、呕吐、泄泻、湿热、湿阻、痰饮、血瘀、气滞、厌食、疳证、肥胖症等病症的主要原因，而且还是感冒、咳嗽、肺炎、哮喘、癫痫、惊风、夜啼、疮疖等病症的常见诱因。因此，刘老在临床诊

疗过程中，经常向家长们宣传科学喂养知识，常说："若要小儿安，需耐三分饥与寒"，强调要小儿忍三分饥，吃七分饱。处方用药也常用消食化乳、平胃化积、健脾助运之品。对素体阳旺、胃热偏盛、肠胃积滞者，刘老常常告诫患儿家长要纠正患儿饮食偏嗜的习惯，多进食含纤维多的食物，常说："粗茶淡饭最养人""膏粱厚味，足生大疔"，临床常用导滞通腑或通腑泄热法治之。

痰饮是病理产物，又可成为致病的原因，发病极其广泛复杂。正如王隐君云："痰之为物，随气升降，无处不到，为喘为嗽、为呕为泻、为眩晕，或身中结核，或臂肿肢硬、麻木瘫痪，或小儿惊风、抽搐，或癫痫。"刘老强调辨证时必须探本求原：由于湿困脾阳、脾失健运而生成的为"湿痰"或"痰饮"，因肺阴不足、津液被灼的为"燥痰"，因热而成的为"热痰"，因寒而成的为"寒痰"或为"寒饮"，因风而成的为"风痰"，因食滞不化而成的为"食痰"，因气郁不畅而成的为"郁痰"等，治疗多宗张仲景《金匮要略》"病痰饮者，当以温药和之"的原则，多予二陈汤类方，并据痰饮的成因进行加减变化以治之。

（四）对小儿脏腑功能失调为病，常讲"三不足二有余"

主张脾以健运为贵，重在醒脾化湿；肺以宣畅清肃为要，重在祛痰顺气；肾常虚，宜补不宜泻；心肝常有余，宜泻不宜补。

小儿肺脾不足，易感外邪而成温病；胃强脾弱，易积滞湿阻为痰为瘀；心肝有余，易惊风拘挛夜啼不安。刘老推崇钱乙《小儿药证直诀》、万密斋《育婴家秘·五脏证治总论》等医家著述中倡导的五脏辨证和根据五脏寒热虚实证候而建立的五脏之方。常讲五脏中是"三不足二有余"：脾常不足，易生湿，主困，以健运为贵；肺常不足，主咳喘，为娇脏，易伤而难调；肾常虚，易虚寒，宜补不宜泻；神明之心常有余，主惊悸，为热为火，宜同肝论；肝常有余，主风、惊、抽搐，宜泻不宜补。刘老宗万密斋"心热为火同肝论"之说，认为小儿心肝常有余，在病理状态下多用泻法，宜清心宁肝，镇肝息风；在生理状态下切不可泻，以防伤伐生气，亦不用补，以防助火生风。正如万密斋所说"虽然泻之无用补，少阳生气与春同"。治疗小儿夜啼、惊悸、惊风、抽搐、痉挛等病证之时，多用泻肝、镇肝、平肝及镇心宁神等法。

（五）主张脾以健运为贵

重视醒脾之法，用以治疗脾运失健而脾气不虚者。运用各种方法以祛除积滞湿阻、痰饮血瘀等实邪之困遏，恢复脾气健运之功能，即为醒脾。刘老谓脾居中州，喜燥恶湿、喜芳香而恶秽恶、喜清淡而恶腻浊，喜灵动畅达而恶实邪困遏，临床常用消食导滞、化湿祛湿、祛痰化饮、利湿化瘀、理气行滞等法来醒脾。

《幼幼集成·伤湿证治》谓"脾虚多病湿"，而"内外所感，皆由脾气虚弱，而湿邪乘而袭之"。湿邪的成因，不仅与气候潮湿、饮食生冷、素嗜肥甘有关，更与脾运不及、水湿内生密切相关。湿邪阻滞脾胃，素体虚寒者，则易于寒化而更伤脾阳，表现为寒湿证候；素体阳旺、肠胃积热或阴虚内热者，则易热化而更伤胃阴，多表现为湿热证候或湿热伤阴证候。在治疗上强调以祛湿醒脾为主，用药以轻疏灵动为贵，使湿邪得以从上焦宣化、从中焦运化、从下焦渗利；寒化伤阳者，可配合温运脾阳之品；热化者，多配合燥湿清热之品；热化伤阴者，则配合养阴之品，以清热燥湿不伤阴、生津养阴不助湿为原则。

常用内治法

一、疏风解表法

用于外邪侵袭所致的表证，以辛凉解表为多用，方如银翘散、桑菊饮、感冒一号、辛凉通方、柴葛解肌汤等，辛温解表法较少用，方如荆防败毒散等。

二、清热解毒法

用于邪毒所致的实热证，方如乳蛾解毒汤、黄连解毒汤、普济消毒饮、葛根芩连汤、龙胆泻肝汤等。

三、通腑泄热法

用于肠胃积热证，方如凉膈散、牛蒡瓜蒌汤等。

四、和解法

用于邪在半表半里证及肠胃不和证，方如小柴胡汤、半夏泻心汤等。

五、清热养阴法

用于热毒伤阴证，方如青蒿鳖甲汤、秦艽鳖甲汤、银翘汤、益胃汤、竹叶石膏汤、沙参麦冬汤、生脉散、加减葳蕤汤等。

六、止咳法

用于咳喘证，有宣肺止咳、清肺止咳、泻肺止咳、通腑止咳、利湿止咳、利咽止咳、润燥止咳、化积止咳、祛痰止咳、清热祛痰、养阴止咳、敛肺止咳等法。

七、定哮平喘法

用于哮喘。散寒定喘用小青龙汤、射干麻黄汤等；清热定喘用厚朴麻黄汤、定喘汤等；补肺健脾纳气用固本咳喘片、玉屏风散、六君子汤等。

八、消食导滞法

用于乳食积滞，方如保和丸、枳术丸、香砂平胃散等。

九、祛湿法

用于湿邪所致诸证，方如藿香正气散、平胃散、胃苓汤、理苓汤等。

十、健脾益气法

用于脾胃气虚证，方如七味白术散、参苓白术散、补中益气汤。

十一、镇肝定惊法

用于抽搐、惊厥、夜啼，方如羚角钩藤汤、天竺黄散、清热定惊汤、镇肝熄风汤、人参黄连散等。

十二、凉血化瘀法

用于血热血瘀证，药如牡丹皮、赤芍、桃仁、白茅根、地榆、生地等。

临证经验撮要

一、治疗小儿外感热病的经验

刘老治疗小儿外感热病,从温热与湿热着眼,兼顾体质禀赋及有无食积湿滞,辨证宗叶天士、吴鞠通、王孟英、薛雪等诸家方法,立清热养阴解毒与化湿清热解毒两大法门,用药以轻疏灵透为主,临证每获捷效。

(一)小儿外感热病

是指小儿感受外邪引起的以发热为主的一类病证,相当于现代认识到的各种感染性发热性疾病,刘老认为,在其发病过程中,外邪(毒)是主因,六淫是诱因,正虚是内因。因此,提高患儿的抗病能力是重要的防治措施。治疗上多宗温病学派的方法进行辨证施治,临床上主要采用以下方法。

辛凉透表:用于风热之邪郁于卫表,见发热、咳嗽、喉痒、咽痛、舌红、苔薄、脉浮等证候者,适应于感染性发热性疾病的初期。常用方如银翘散、桑菊饮加减,常用药:金银花、连翘、竹叶、薄荷、荆芥穗、牛蒡子、豆豉、桔梗、杏仁、芦根、桑叶、前胡。

清透气热:用于邪热入于气分,见高热、烦渴、苔黄、脉滑数等证候者,适用于热病典型症状期。常用方如白虎汤、竹叶石膏汤,常用药如栀子、连翘、黄芩、瓜蒌、豆豉、金银花、芦根、石膏、桔梗、牛蒡子、竹叶。

清透湿热:用于湿热阻滞气机,见发热、胸闷、呕恶、便稀、舌红苔白腻、脉濡数等证候者。常用方如新加香薷饮,常用药如香薷、藿香、紫苏、扁豆、厚朴、六一散。

芳香宣透:用于湿邪侵袭卫表,见身热不扬、汗出不畅、脘闷痞满、苔腻、脉濡等证候者。常用方如藿香正气散、藿朴夏苓汤,常用药如藿香、厚朴、豆豉、白豆蔻、半夏、茯苓、白芷、紫苏叶。

化浊开窍：用于湿热蒙窍，见发热不退、昏蒙思睡、舌绛苔腻、脉数等证候者。常用方如菖蒲郁金汤，常用药如菖蒲、栀子、郁金、竹叶、僵蚕等。

清热凉血：用于热入血分，见发热、斑疹显露、鼻出血、口干、舌绛、脉细数等证候者。常用方如犀角地黄汤、化斑汤。

清热平肝：用于热盛动风，见高热头痛、惊厥抽搐等证候者。常用方如羚角钩藤汤，常用药如生石膏、知母、玄参、羚羊粉、钩藤、牡丹皮、菖蒲等。

清热养阴：用于邪热伤阴，见发热不退、日久伤阴、口渴唇裂、舌红苔少、神疲乏力、脉细数等证候者。常用方如清营汤、银翘散，常用药如生地、玄参、麦冬、芦根、白芍、知母等。

（二）温热病的诊疗经验

温热病是冬春季节常见的急性发热性疾病，除气候因素外，各种病原微生物的呼吸道感染是主要原因，这类疾病以急性发热及津液耗伤为主要临床特征。刘老多从叶天士"温邪上受，首先犯肺，逆传心包"之说，常按卫气营血辨证，治疗以寒凉药物清热解毒为主，并注意顾护阴液。常用方如银翘散、桑菊饮、白虎汤、黄连解毒汤、清瘟败毒饮、麻杏石甘汤、乳蛾解毒汤、清营汤、沙参麦冬汤。

治疗小儿扁桃体炎的经验：扁桃体炎系指腭扁桃体的非特异性炎症，中医名为乳蛾，其致病因素为外感邪毒，热由毒生，毒热炽盛，客于喉核，乳蛾乃成，刘老在治疗中重用金银花、蒲公英、黄芩、大青叶、板蓝根、锦灯笼、牛蒡子、生甘草、射干、芙蓉叶清热解毒，消肿利咽；辅以赤芍、牡丹皮、马勃凉血活血，化瘀散结；青蒿、薄荷、荆芥穗芳香清透、疏风退热；佐以玄参滋阴降火，桔梗宣肺利咽、载药达病所，组成乳蛾解毒汤，大剂清解，乃除毒热，早期应用，每收捷功。若已热盛肉腐，则加石膏20～30 g以退热，加僵蚕、全蝎、蝉蜕以散结去腐；若热退纳呆，则加炒三仙（炒山楂、炒神曲、炒麦芽）、鸡内金、藿香、厚朴、枳壳以护胃。经剂型改革而研制的乳蛾解毒合剂，临床研究结果表明：有良好的退热、止痛、消肿、消除脓点及渗出物的作用，未见明显不良反应。药效学研究结果表明：有解热、镇痛、抗炎、抗菌、抗病毒作用，安全无毒。

疱疹性口炎的诊疗经验：疱疹性口炎亦称疱疹性齿龈口炎，多见于1～3岁的小儿，是由单纯疱疹病毒感染引起的，传染性较强，可单独发病，也可并发于肺炎、腹泻或其他急性发热性疾病过程中。本病起病急、发热常达39～40℃，也可有感冒症状，1～2天后口腔黏膜出现充血肿胀，齿龈红肿或出血，舌、唇内、颊、上颚及口角、唇面等处出现单个或成簇的疱疹，很快破裂成溃疡，可伴口痛、流涎、拒食等。刘老治疗主要以清热解毒为主，常用银翘散、黄连膏等。

幼儿急疹的诊疗经验：幼儿急疹是婴幼儿时期常见的一种病毒性急性出疹性疾病，好发于6个月～2岁的婴幼儿，因其主要表现是突然高热并持续3～5天，热退时或热退后才出疹，故在发热期极易被误诊，或被进行过多的检查及不必要的抗生素药物治疗等，患儿家长常惊恐不安。刘老在临床上见好发年龄的婴幼儿仅见发热而精神状况尚好者来诊时，每每详细诊察，确认无其他证候仅疑为幼儿急疹时，多嘱咐家长仔细护理，往往可不药而愈。

水痘的诊疗经验：水痘是由水痘—带状疱疹病毒引起的急性出疹性疾病，以发热等全身症状和皮肤黏膜上分批出现斑疹、丘疹、疱疹、痂疹为特征。刘老临床诊断常讲要抓住本病的特点：

一是皮疹发展快，前驱期后，皮疹开始为粉红色针头大小的斑疹，数小时内变为丘疹，再经数小时即可变为水疱，1～3天即可结痂，从斑疹至丘疹、疱疹、痂疹，快时仅需6～8小时；

二是"老少四辈同堂"，因皮疹分批出现，故在病程中，斑疹、丘疹、疱疹、痂疹可同时并见；

三是黏膜见疹，口腔、咽部、眼结膜、外阴等部位也常见疹，早期为红色小丘疹，迅速变为水疱，随后破裂成为小溃疡；

四是向心性分布，躯干多而四肢少，皮疹先见于躯干、头部，渐及面部，后达四肢。

如果误诊误治、误用激素或免疫缺陷者患水痘，往往表现不典型，全身症状重，发热时间长，热度高，出疹密布全身，甚至累及内脏，可并发水痘脑炎、水痘肺炎等。治疗上不可用激素，因激素可导致免疫抑制而使病情加重甚至死亡；中医药治疗水痘有较好疗效，刘老常辨证选用银翘散、清营汤、清瘟败毒饮等，并嘱咐患儿及其家长注意调护和休息，避免抓破皮疹引起感染。

（三）湿热病的诊疗经验

湿热病主要见于夏秋季节，除气候因素外，肠道感染特别是肠道病毒性感染是常见病因，这些病毒引起的临床表现复杂多变，同型病毒可引起不同的临床症候群，不同型的病毒又可引起相似的临床表现。大多属轻症，重者也可危及生命。可表现为：①无菌性脑膜炎、脑炎及瘫痪性疾病。②急性心肌炎和心包炎。③流行性肌痛（胸痛）；④疱疹性咽峡炎；⑤皮疹；⑥呼吸道炎症；⑦手足口病；⑧腹泻；⑨急性出血性结膜炎等。这些疾病刘老常按湿热论治，主张解毒须配合化湿利湿，清热须调畅气机，时刻注意中焦脾胃的升降，多用清热化湿、宣畅气机、透邪解毒的方法，常选用平胃散、银翘散、芩连二陈汤、菖蒲郁金汤、竹叶石膏汤、苇茎汤等方化裁治疗，每收良效。

小儿手足口病的诊疗经验：小儿手足口病是由肠道病毒感染引起的以口腔、手、足等部位发生丘疱疹为主要临床特征的小儿传染病，刘老认为本病属中医时行疾病范畴，系由时邪与内蕴之湿热相合而成，治疗以解毒利湿、清热透疹为法。典型病程可分为四期治疗。

前驱期：见身热、流涕、喷嚏、充血性丘疹、舌苔薄黄或腻，为邪侵肺卫，治宜辛凉解表、化湿透疹，方如银翘散合六一散加减。

典型症状期：见手足口臀膝等部位有大小不一的丘疱疹，或伴身热、流涎、烦躁不安、舌红苔黄腻，为毒在气分，治宜清热解毒、利湿化浊，方如甘露消毒丹加减。

口腔溃疡期：见口腔疱疹溃破，口痛拒食，其他部位的疱疹液变为黄褐色，为毒热伤阴，治宜解毒化湿、清热护阴，方如竹叶石膏汤加减。

恢复期：见疱疹消退，口腔溃疡逐渐愈合，纳少便干，舌红、苔少、脉细等，为肺胃阴伤，治宜养胃生津，方如益胃汤加减。

疱疹性咽峡炎的诊疗经验：疱疹性咽峡炎是由肠道病毒感染引起的以

咽峡部出现疱疹为特征的感染性疾病，主要表现为咽峡部有散在的灰白色丘疱疹，丘疱疹多见于咽弓、软腭、悬雍垂，溃破后形成小溃疡，或伴发热、咽痛、厌食等。刘老治疗主要以清热解毒、利咽化湿为主，常用方如甘露消毒丹、银翘散合六一散、竹叶石膏汤等。

胃肠型感冒的诊疗经验：胃肠型感冒主要表现为突然高热，或伴呕吐、腹痛、腹泻，重者类似急腹症，而后出现咳嗽、流涕、喷嚏等。

寒冷季节发病多属风热夹湿，刘老在治疗初期多选用银翘散加苍术、厚朴、竹茹、藿香、黄连、陈皮、半夏、白芍等治疗，中期多选用芩连平胃散合麻杏石甘汤，后期多选用二陈汤合泻白散等。

夏秋季节发病多属湿热，刘老在治疗初期多选用新加香薷饮，中期多选用菖蒲郁金汤、芩连二陈汤，后期多选用泻白散或千金苇茎汤。

呕吐重加半夏、枇杷叶、黄连、竹茹、芦根、代赭石；泄泻重加车前子、薏苡仁、扁豆；持续高热者加石膏、羚羊角粉，或予其他退热剂对症处理。

小儿心肌炎的诊疗经验：病毒性心肌炎是病毒侵犯心肌而引起的心肌细胞变性、坏死和间质性炎症，多发于儿童和中青年。病毒性心肌炎在小儿心肌炎中占有重要地位，近年来有增加的趋势。每年病例数按季度近乎平均分布，以第三季度为多，但无统计学意义。目前已证实能引起心肌炎的病毒有许多种，一般认为约5%的病毒感染后可累及心脏，有的病毒流行时可达12%以上，散发时可达3%～55%。柯萨奇B组病毒是病毒性心肌炎中最常见的病原微生物。从感染病毒到出现心肌炎症状的时间长短不一，为数天至数周，大多为1～3周。发病的主要诱因有过度疲劳、营养不良等引起的身体抗病能力下降，以及反复呼吸道感染或反复消化道感染等。

前驱期症状多为"感冒"样或"肠炎"样，有发热、咽痛、流涕、咳嗽、呕吐、腹泻、皮肤出疹、全身无力等；典型症状为心慌心悸、胸闷太息、面色苍白、神疲乏力或有胸背疼痛、口唇发绀、四肢发凉；急重症还可出现气急多汗、活动受限、下肢浮肿、头晕眼花，甚至晕厥休克，猝然死亡。治疗一般采用对症及支持疗法，减轻心脏负担，改善心肌代谢，注意休息和营养等。

刘老治疗本病主张从温病论治，治疗核心是处理好祛邪与扶正的关系。正胜邪却，则病趋好转和痊愈;正邪相争、势均力敌则病情时轻时重，迁延缠绵；邪胜正衰，则病趋恶化以致猝死。

急性期：主要是温热邪毒犯肺传心，或湿热邪毒犯脾侵心，治疗重在祛邪。温热邪毒犯肺传心者，多发于冬春季节，最易耗伤气阴，重在清热解毒，毒热祛则阴自复。治宜辛凉解毒为主、佐以益气养阴，刘老常用银翘散和生脉散加减。湿热邪毒犯脾侵心者，多发于夏秋季节，多见湿热耗气，重在化湿解毒，湿祛则热孤，湿热清则气自复。治宜解毒化湿为主，佐以健脾益气，刘老常用新加香薷饮和平胃散加减。重症则配用西医药疗法。

迁延期：主要是正邪交争，邪虽减而正已伤，多为虚实夹杂证，治宜扶正祛邪兼顾，温热邪毒犯肺传心者，刘老常用芩连二陈汤加减；湿热邪毒犯脾侵心者，刘老常用菖蒲郁金汤加减。

恢复期：主要是正渐复而邪已衰，治疗重在扶正。温热邪毒犯肺传心者，多表现为气阴亏虚、毒热未尽，治宜益气养阴兼清余邪，刘老常用生脉散加减。湿热邪毒犯脾侵心者，多表现为气阴耗伤、湿热留恋，治宜益气化浊，清热养阴，刘老常用王氏清暑益气汤加减。

后遗症期:属气血留滞，多无临床症状，或有异常心电图，但相对稳定，偶有胸闷、胸痛、心悸等，根据刘老的经验，可予化瘀活血、通经活络之品，常用方如当归补血汤、血府逐瘀汤等，多能获效。

二、小儿咳嗽的诊疗经验

咳嗽本是一种保护性反射动作，在疾病状态下，其病因主要有呼吸道疾病、胸膜疾病、心血管疾病及中枢性因素等。在呼吸道疾病中，咽、喉、气管、支气管、肺部的炎症，以及异物、出血、肿瘤、刺激性气体吸入等，都可引起咳嗽。

刘老在临床诊疗过程中，强调首先要明确诊断。对呼吸道炎症性疾病，要分清是感染性还是变态反应性，是急性还是慢性，是上呼吸道还是下呼吸道，是外感还是内伤。

对咳嗽的病机，刘老常讲"肺咳、脾生痰，虚喘肾当先"，肺好比一个效应器,咳嗽是外邪或脏腑功能失调导致肺主宣发肃降、主气、司呼吸、主治节、主通调水道功能失常而引起的,就像陈修园说的"肺如钟,撞则鸣"。

在治疗上,感染性的多按温病论治,变态反应性的多按内伤论治;上呼吸道部位的咳嗽注重宣肺利咽,下呼吸道部位的咳嗽注重祛痰顺气。并注重肺与大肠相表里的通达关系,通腑可以泻肺。

辨证要点多宗《明医杂著》:"因咳而有痰者,咳为重,主治在肺;因痰而致嗽者,痰为重,主治在脾",对咳嗽的时间也要注意辨别,朱震亨曾指出:午前多嗽者属胃中有火,午后嗽者多属阴虚,黄昏嗽者是火气浮于肺,五更嗽多者是胃中有食积。

肺为娇脏,不耐寒热,主张用药以中病为准,勿过用寒凉及温燥之品。

常用方如:宣肺止咳方如麻杏石甘汤、三拗汤、金沸草散、止嗽散等;清肺止咳方如清肺解毒汤、清金降火汤、清金宁嗽汤、石膏汤等;泻肺止咳方如加味泻白散、泻肺止咳合剂;通腑止咳方如麻贝蒌菔汤;利湿止咳方如麻贝苡扁蔻滑汤、麻贝菖阳车苇汤、三仁汤、藿朴夏苓汤、菖蒲郁金汤、《千金》苇茎加杏仁滑石汤、五叶芦根汤;利咽止咳方如桑射豆根汤、板玄金灯汤等;润燥止咳方如清燥救肺汤、贝母瓜蒌散、桑杏汤、杏苏散等;化积止咳方如曲麦二陈汤等;祛痰止咳方如二陈汤、三子养亲汤、导痰汤;清热祛痰方如清宁散、芩连二陈汤、清气化痰汤、清金化痰汤等;养阴止咳方如麦门冬汤、百合固金汤等;敛肺止咳方如九仙散、补肺汤。

三、小儿肺炎的诊疗经验

肺炎是儿童常见病,主要由各种病原体引起,寒冷的气候和免疫功能低下是诱发因素。肺炎的症状和体征有发热、咳嗽、气促,甚则鼻翼煽动、张口抬肩、摇身撷肚,肺部啰音等。肺炎的分类方法很多,按病原可分为病毒性肺炎、细菌性肺炎、支原体肺炎等;按X线表现可分为大叶性肺炎、支气管肺炎、间质性肺炎;按病程可分为急性肺炎(1个月内)迁延性肺炎(1~3个月)慢性肺炎(3个月以上)等等。不同的分类方法结合起来,就可以显示肺炎的全貌。

刘老治疗小儿肺炎,强调整体调理和辨证施治,在遵循肺炎发生和发展基本规律的前提下，注重因人、因时、因地而采用针对个体特异性的治疗方法和调护措施。对小儿肺炎多按温病论治，冬春季节多按温热病的小儿风温论治，夏秋季节多按湿热病的小儿湿温论治；对外感风寒者多按《伤寒论》之法论治。

（一）小儿肺炎（风温）的诊疗经验

小儿肺炎（风温）是由感受温热毒邪所引起，由口鼻而入，首先犯肺，引起肺卫表证和肺气不宣证，顺传则邪毒入于气分，或热毒闭肺，或痰热壅肺，或热结大肠，病势较轻；逆传则邪毒侵心，入于营分、血分，或热动肝风，或心阳虚衰，病势较重；后期因邪热久留，多致肺胃阴伤。

肺卫表证：症见发热、咳嗽、流涕、喷嚏、咽痛、头痛、舌红苔薄等，宜辛凉解毒、疏风止咳，常用方如银翘散、桑菊饮加减。

肺气不宣：症见喘咳、发热、气促、痰少、舌红苔黄等，宜宣肺止咳、清热解毒，常用方如麻杏石甘汤加减。

热毒闭肺：症见高热持续不退，或有咳喘痰鸣，舌红苔黄或厚，脉滑数。宜清热解毒、清肺止咳，常用方如三黄石膏汤加减。

痰热壅肺：症见咳嗽喘促、痰鸣痰黄、舌红苔黄厚，宜清热宣肺、豁痰止咳，常用方如苏葶麻贝汤、麻杏石甘汤合苏葶丸加减。

热结大肠：症见咳嗽痰鸣、大便秘结、口气秽浊、舌红苔黄厚或燥，治宜通腑解毒、泻肺止咳，常用方如凉膈散、解毒承气汤加减。

热动肝风：症见发热咳嗽、气促痰鸣、抽搐惊厥等，治宜清热开窍、息风止痉，常用方如羚角钩藤汤加减，并配用对症疗法。

心阳虚衰：症见突然面色苍白、口唇发绀、呼吸浅促、虚烦不安、右肋下瘀块、脉细微虚数等，治宜回阳固脱，常用方如参附龙牡汤、生脉散等，并配合西医对症疗法。

肺胃阴伤：症见干咳无痰、口唇樱红、舌红苔少、脉细，治宜滋养肺胃、润肺止咳，常用方如沙参麦冬汤加减。

（二）小儿肺炎（湿温）的诊疗经验

小儿肺炎（湿温）的主要致病原因是外感湿热之邪，四季均有，夏秋多见。发病与脾胃功能状态有着密切的关系。小儿脾胃不足、易为饮食所伤，致使湿盛于内；复感时邪，则内外合邪，湿热交蒸，而成湿温。由于湿邪重浊黏腻，与热相合，蕴蒸不化，胶着难解，故小儿肺炎（湿温）病势多缠绵不解，往往脾湿、肺热、痰浊并见，临床表现复杂多样，常有咳嗽、发热、咽痛、呼吸困难等呼吸道症状；纳呆脘闷、大便不爽或稀溏、舌苔白厚腻浊等消化道症状；小便不利、头身困重、口淡不渴、黏腻不爽等水液代谢失常症状。

发病初期多属湿热郁阻、肺气失宣；中期多属湿热蕴痰、肺失宣肃；后期多属湿热未清、肺失肃降。清热祛湿、化痰止咳为基本治法。

初期治宜宣化湿热、畅肺止咳。常用方如藿朴夏苓汤、三仁汤。中期治宜清利湿热、化痰止咳。常用方如菖蒲郁金汤、甘露消毒丹、芩连二陈汤；兼有积滞者宜化浊渗湿、清利湿热，兼消食导滞，常用方如达原饮加减。后期治宜清化湿热、肃肺止咳。常用方如《千金》苇茎汤、薛氏五叶芦根汤。

（三）小儿肺炎（风寒）的诊疗经验

小儿肺炎（风寒）的病因多为感受风寒，导致肺失宣肃而出现发热、喘促、痰鸣、气急等，刘老多宗《伤寒论》之法辨证论治。

刘老常讲要把握：邪、热、痰、食、瘀、虚这六个方面。六淫之邪主要是感受风寒；小儿阳旺，多易化热；热灼津液则成痰；小儿多积滞，每易生痰化热；痰热阻滞气机，则气滞血瘀；痰热耗津则伤肺胃之阴；痰热耗气则伤脾胃之气。

风寒闭肺常用华盖散加减；寒郁化热常用麻杏石甘汤加减；痰热闭肺常用麻杏石甘汤合苏葶丸、厚朴麻黄汤加减；痰热阻肺常用清气化痰丸、清宁散、清金化痰汤加减；痰湿阻肺常用二陈汤加减，兼有积滞则常用曲麦二陈汤加减；痰热伤津常用加减泻白散、沙参麦冬汤加减；肺脾气虚常用六君子汤加减。

四、小儿哮喘的诊疗经验

对小儿哮喘，主张防重于治，调护宗气。即改善周围环境，净化大气，摒除一切污染空气的不良因素，并注意饮食结构的合理性，维护脾的正常运化功能。秋冬季多用玉屏风散合蜂蜜、麻油、核桃仁等制成膏剂服用以预防发作。对哮喘发作期，注意宣畅肺气，并对影响肺主气的相关脏器进行治疗。总结出"治喘必治气，治气喘平息"的经验，提出了疏风宣气、清热泻气、涤痰降气、疏肝理气、活血通气、补肺敛气、补肾纳气、健脾益气八种治法。

（一）疏风宣气

用于哮喘初起或感受外邪的发作期以逐邪外出。《医宗必读·喘》谓"理气疏风，勿忘根本，为善治也。"常选用桑叶、菊花、蝉蜕、杏仁、桔梗、前胡、荆芥、薄荷、芦根、白前、紫菀、莱菔子等。

（二）清热泻气

用于感邪化热或过食肥甘、积滞化热引动伏痰之哮喘发作期。《活人方》云："喘者肺气盛而有余，盖肺气盛者，肺中之火盛也，有余者，肺中之邪有余也"，故见发热面赤、咳嗽喘急、躁动不安、舌红苔黄、脉数有力，常选用桑白皮、葶苈子、麻黄、杏仁、石膏、大青叶、虎杖、黄芩、栀子、瓜蒌、厚朴、枳壳、百部等。

（三）涤痰降气

用于体胖痰热内盛之哮喘发作期。《东医宝鉴》："痰为风苗，火静则伏于脾，火动则壅于肺，痰火交作，则咳嗽喘急"，宜泻白散合导痰汤。常用药如陈皮、半夏、茯苓、浮海石、浙贝母、杏仁、瓜蒌、冬瓜仁、天竺黄、苏子、薏苡仁、胆南星、枳实等。

（四）疏肝理气

用于肝郁气滞而发哮喘，见哮喘气急、胸闷胁痛、烦躁易怒、大便干、脉弦或数者。常用药如柴胡、陈皮、半夏、前胡、葶苈子、桑白皮、枳实、厚朴、郁金、瓜蒌、地龙、僵蚕等。

（五）活血通气

用于哮喘发作日久，气滞血瘀，见口唇青紫、面色晦暗、舌黯或有瘀斑瘀点者。常用药如当归、赤芍、桃仁、丹参、川芎、红花、橘络、陈皮、丝瓜络、桔梗、枳壳、瓜蒌、杏仁等。

（六）补肺敛气

用于哮喘日久不愈或反复发作，导致肺气耗散，见自汗恶风、气短懒言，或少气不足以息、倦怠乏力、咳痰清稀、喘促无力、手足心热、舌红苔少、脉细数无力者，常用药如黄芪、五味子、白果、百部、白术、牡蛎、麻黄根、沙参、麦冬、白芍、玉竹等。

（七）补肾纳气

《内经》云："呼出在肺，吸入在肾，中间脾胃受之"，《类证治裁》云："肺为气之主，肾为气之根，肺主出气，肾主纳气，阴阳相交，呼吸乃和"，小儿肾气不足，哮喘日久，摄纳失司，见面色晦暗，四肢不温，乏力少言，动则气喘汗出，心悸气促，舌体红嫩或淡胖，苔少或腻，脉细或数而无力。治宜补肾纳气，常用药如熟地黄、山萸肉、山药、巴戟天、肉苁蓉、嫩鹿茸、补骨脂、五味子、茯苓、人参、胡桃肉、蛤蚧、黄芪、白术、陈皮、半夏、冬虫夏草、黄精等。

（八）健脾益气

用于哮喘缓解期，以达到杜绝痰源而治本的目的。因小儿脾常不足，若脾失运化、则津液不能输布而贮湿为痰，故《内经》谓："脾为生痰之源"。临床常见面色淡白、神疲纳呆、胸闷腹胀、大便稀溏、舌淡苔白腻、脉缓无力等，常用药如人参、白术、茯苓、陈皮、半夏、山药、扁豆、厚朴、薏苡仁、干姜、桂枝、杏仁等。

五、脾胃病诊疗经验

（一）小儿厌食的诊疗经验

厌食是以较长时期见食不贪、食欲不振、甚则拒食的一种病证，多见于 1 ~ 6 岁城市儿童。其发病以饮食失节、喂养不当为主要原因，精神情志亦有一定影响。其病机主要是脾胃不和。《小儿药证直诀》："脾胃不和，不能食乳"，《幼幼新书·乳食不下》："脾，脏也，胃，腑也。脾胃二气合为表里，胃受谷而脾磨之，二气平调，则谷化而能食"。临床常见脾运失健、胃阴不足、脾胃气虚等证。

刘老临床多宗叶天士："太阴湿土，得阳始运；阳明燥土，得阴自安"之说，常用健脾助运、养胃复阴、调和脾胃阴阳等方法，常用方如曲麦枳术汤、运脾散、香砂平胃散等以健脾助运；益胃汤、养胃增液汤等以养胃复阴；参苓白术散、香砂六君子汤、异功散等以调和脾胃阴阳；兼胃热者加连翘、胡黄连、黄连、竹茹；兼胃寒者加砂仁、白豆蔻、藿香；

兼食滞者加炒三仙（炒山楂、炒神曲、炒麦芽）、炒莱菔子、槟榔；并配合对患儿家长进行合理喂养方面的宣传教育，每收良效。

（二）小儿胃炎的诊疗经验

小儿胃炎目前临床较为常见，主要表现为胃脘痛，或伴有呕吐、纳呆、腹胀等症状，属中医小儿胃脘痛范畴。根据临床特点可归纳为湿热中阻、气滞湿阻、胃阴亏损等证。

刘老临床上首先要求明确诊断，治疗上强调以通降为要，因胃居中焦，传化物而不藏，为气机升降之枢纽，其气以通为用，以降为和；并注意饮食调理。治疗中常嘱要三分治疗，七分调养。常用燥湿、清热、降逆、止呕、养阴、凉血、敛津、消食导滞、健脾和胃、益气等法。初期见胃脘胀痛、呕吐、舌红苔厚者，多属湿热中阻，予芩连平胃散加减；日久见胃脘不适、纳呆、苔白厚者，多属气滞湿阻，予香砂平胃散、香砂六君子汤加减；日久见苔少舌红者，多属胃阴亏损，予益胃汤、芍药甘草汤加减。

常用药如：燥湿的苍术、厚朴、陈皮、青皮、藿香、白豆蔻；清热解毒的蒲公英、黄连、黄芩、金银花、连翘、甘草；降逆的半夏、旋覆花、代赭石、厚朴；止呕的生姜、竹茹、枳实、芦根；养阴凉血的沙参、麦冬、玉竹、石斛、生地、白茅根；敛津的白芍、五味子、乌梅；止痛的延胡索、木香、白芍、川楝子；消食导滞的鸡内金、炒三仙（炒山楂、炒神曲、炒麦芽）、槟榔、砂仁、白豆蔻；益气健脾的党参、白术、黄芪、炙甘草。

（三）小儿唇风的诊疗经验

小儿唇风是口唇部位皮肤黏膜的病变，以唇部黏膜及唇周皮肤红肿痒痛、干裂出血、舌舐颤动为特征。《医宗金鉴》曾归纳为"唇风多在下唇生，阳明胃经风火生，初起发痒色红肿，久裂流水火燎疼"，内治用双解通圣散，外治用黄连膏。刘老认为其病多因偏食、食积、脾胃积热，湿浊内生，复受风邪结于唇部而成。初起脾胃积热，常选用清胃散、清热泻脾散等；日久脾虚血燥，常选用四物消风饮、参苓白术散等方药治疗，并配合黄连膏、麻油等涂护患处。

六、心肝病症的诊疗经验

（一）小儿惊悸的诊疗经验

惊悸是指小儿因惊恐而心悸不安，主要是由精神因素引起，"惊甚不已则悸动不宁，是为惊悸之病"。刘老常按心气不足、心热阴虚、心胆气虚论治，并配合心理疏导，每收良效。

心气不足：症见惊悸，胆小害怕，惊恐不安，梦多头晕，神疲自汗，精神烦躁，恍惚不能自主。治宜养心安神，常用方如甘麦大枣汤。刘老谓此方看似平淡，用小麦养心气、甘草益气补虚、大枣补虚益脾，但用之确有效验。曾治多例获愈，临证时可加龙骨、牡蛎、炒酸枣仁等。

心热阴虚：症见惊悸烦乱，甚则睡眠不安，或眠少多动，舌红苔黄，脉细数。治宜泻火养阴安神，常用方如朱砂安神丸减朱砂，加天竺黄、琥珀、钩藤等。

心胆气虚：症见惊悸，坐卧不安，少寐多梦，善惊易恐，舌淡苔白。治宜镇惊定志，养心安神，常用方如安神定志丸加减。

（二）小儿抽动症的诊疗经验

小儿抽动症多属中医"肝风"范畴，小儿肝常有余，每易发生抽搐、痉挛、惊厥等病症。刘老认为关键在肝，肝体阴用阳，热病耗阴、郁怒化火伤阴等可使肝阳偏亢，筋肉抽动。肝病及脾或脾病及肝，导致肝风痰热，清窍失灵，亦可出现抽动。临床多采用清泻肝热、平肝潜阳、镇肝息风、宁神定惊等法，常用方如羚角钩藤汤、龙胆泻肝汤、宁肝熄风汤、镇肝熄风汤、杞菊地黄汤等，每能获效。

（三）小儿善太息的诊疗经验

善太息是儿科临床常见的一种病症，张景岳：太息"言平人常息之外，间有一息甚长者，是谓闰以太息。"小儿自感胸闷气短，或深吸气，或叹气以缓解胸闷，可见于多种疾病中。刘老临床常辨证求因，将善太息分为肝胆郁热、心气不足、痰阻气机等证进行施治。

肝胆郁热：小儿虽较成人少有情志内伤，但小儿神气怯弱，心理尚未健全，情绪不稳定，对外来的刺激缺乏应激能力，易出现气机紊乱脏腑功能失调。刘老常讲小儿生性执拗，极易激怒，若所欲不遂，常哭闹不休，或郁怒不语。朱丹溪谓："小儿易怒，肝病最多"，郁怒不解则伤肝及胆而发病。《灵枢·胀论》："胆胀者，胁下胀痛，口中苦，善太息。"临床发病前多有精神情绪方面的诱因。刘老常耐心做家长及患儿的思想工作，对患儿进行心理疏导后辅以药物治疗。常用方如龙胆泻肝汤加减，口苦重者为肝胆郁热、横逆犯胃，加竹茹、黄连；胸胁胀痛重者加川楝子、青皮、枳实。

如刘姓女孩，10岁，善太息十余天。起因于考试失误，心中懊悔不已，遂出现太息胸闷、胁痛头胀、口苦心烦、睡眠不安。舌红苔黄，脉弦数。刘老辨证属肝胆郁热，先予心理疏导，后以疏肝理气、清胆泄热为法，用龙胆泻肝芍药方：龙胆10g，柴胡10g，黄芩10g，青皮6g，川楝子10g，车前子10g，竹茹10g，陈皮10g，厚朴10g，白芍6g，甘草4g。药进三剂，诸症消失。

心气不足：此型患儿多有反复呼吸道感染史，小儿反复受邪，损伤心脉，心气不足，难以鼓动血脉，血流不畅，气机不利而出现太息胸闷、气短心悸、乏力多汗、少气懒言、面色无华、脉数无力或结代。治宜补气养心，常用方如生脉散、保元汤加减。气虚多汗加浮小麦、生牡蛎；心悸不宁加炙甘草、生龙骨；胸痛加丹参、郁金、赤芍。

如石姓男孩，6岁，善太息6个月。初起有感冒症状，十余天后出现太息胸闷，曾诊为心肌炎，经治疗后症状减轻。近7日又有涕嚏，太息，胸闷，心悸，自汗，懒言少动。现面色淡白，舌淡苔薄白，脉细无力，心率98次／分，律尚齐，复查心肌酶谱、心电图均在正常范围。经刘老辨证属心气不足，先嘱患儿静养，注意休息，避免剧烈活动，宜清淡饮食，不宜过饱，后以补益心气为法，用生脉龙牡芪甘方：西洋参10g，麦冬10g，五味子6g，白芍10g，生龙骨10g，生牡蛎12g，黄芪10g，陈皮10g，炙甘草6g，水煎服。药进三剂，症状减轻，继进六剂，症状消失。

痰阻气机：此型多见于素体肥胖，嗜甘喜甜的小儿。小儿脾常不足，饮食不节、饮食偏嗜易使脾失健运，痰浊内生，"脾为生痰之源，肺为贮痰之器"，痰阻气机，故太息时作，胸闷气短，或伴咳嗽咳痰等症状。治宜健脾化痰，行气降逆，常用方如半夏厚朴汤加减。若痰多加浙贝母、瓜蒌、冬瓜仁；胸闷加薤白、桑白皮；便秘加大黄、莱菔子、枳壳；有热加黄芩、黄连。

　　如李姓女孩，6岁，太息伴咳嗽7天。患儿素嗜肥甘，近日受凉后出现太息胸闷，咳嗽咳痰，痰黄黏稠，大便秘结，面舌唇红，苔黄厚，脉滑数，经刘老辨证，属痰热阻肺，气机不畅，先嘱患儿节食，宜清淡饮食，适量运动，后以化痰清热、理气降逆为法，用二陈保和陷胸方：陈皮10g，半夏6g，茯苓6g，黄芩10g，黄连6g，厚朴10g，枳壳6g，瓜蒌20g，浙贝母10g，炒莱菔子10g，桑白皮10g。服三剂后太息止、咳嗽轻、大便通，再进三剂症状消失。

方药传真

刘清贞，女，1939 年生。济南市中医医院主任医师。

○最推崇的医家：李时珍、钱乙、张仲景、吴鞠通、李杲。

○必读的中医书籍：《本草纲目》《黄帝内经》《伤寒论》《金匮要略》《温病条辨》《中医诊断学》《中医方剂学》《诸病源候论》。

○治学格言：学习态度要认真，精神要刻苦，方法要严谨，成绩要扎实。善于运用新科技，善于取精华去糟粕，善于总结经验，善于取长补短。

○行医准则：以实事求是的科学态度，全心全意地为人民服务。

○最擅长治疗的疾病：扁桃体炎、心肌炎、厌食症、气管炎、手足口病。

○最擅长应用的药物：黄连、柴胡、葶苈子、白豆蔻、茵陈。

○最擅长应用的方剂：乳蛾解毒汤、麻杏石甘汤、龙胆泻肝汤加减、益胃汤加减、芩连二陈汤。

一、擅用中药

（一）黄连

［主治］急性热病，心肌炎心律失常，呕吐，腹痛泄泻，扁桃体炎，口舌生疮，鼻出血、目赤肿痛等属湿热实火者。

［配伍］

黄连 6g，配黄芩、栀子等，治高热烦躁，扁桃体炎；

黄连 6g，配葛根、黄芩等，治湿热泄泻、痢疾；

黄连 6g，配白茅根、代赭石、牛膝，治鼻衄；

黄连 6g，配蝉蜕、菊花、龙胆，治目赤肿痛；

黄连 6g，配苏叶、藿香、半夏、竹茹，治恶心呕吐；

黄连 6g，配竹叶、生地等，治口疮、小便淋痛；

黄连 9g，配金银花、连翘、马勃，治乳蛾；

黄连 6g，配焦三仙、鸡内金等，治食积化热；配麻油等，治唇风；

黄连 3 ~ 6g，配人参、西洋参等，治心肌炎心律失常。

［用量］3 ~ 9g。

［体会］黄连少用则健胃，过用则伤脾，重用则泻火，不可久用。脾虚寒者不宜单用，误用则伤脾阳。若需使用，定要配合参、芪、术、草等补脾益气之品。

（二）柴胡

［主治］外感发热，郁证，心肌炎，腮腺炎，淋巴结炎，久泄不止。

［指征］寒热往来，胸胁苦满，气短乏力。

［禁忌］阴虚火旺者不宜。

［配伍］

柴胡 10 ~ 15g，配石膏、金银花、黄芩、半夏，退热；

柴胡 6 ~ 9g，配白芍、香附、茯苓等，疏肝；

柴胡 3 ~ 6g，配夏枯草、连翘、浙贝母、黄芩、半夏，清肝化痰，治淋巴结炎；

柴胡 9 ~ 12g，配黄连、黄芩、牛蒡子、板蓝根、僵蚕等，治腮腺炎；

柴胡 3 ~ 6g，配升麻、黄芪、人参、党参、白术，治心肌炎属气虚心血不足者；

柴胡 3 ~ 6g，配白术、葛根、茯苓、黄芪、白芍，治久泄不止。

［用量］3 ~ 15g。

［体会］柴胡应用以半表半里、体侧肝胆经循行部位的病证及气虚下陷、清阳不升者为要。

（三）葶苈子

［主治］咳嗽，哮喘，食积。

［指征］咳嗽、哮喘见痰鸣气促、胸腹胀满，食积苔白厚者，尤以肉食积为宜。

［禁忌］大便稀者慎用。

［配伍］

葶苈子 10g，配瓜蒌、胆南星、牛蒡子等，治痰喘咳；

葶苈子 6g，配炒莱菔子、焦三仙、槟榔、连翘、胡黄连等，治食积化热。

用量：6 ~ 10g。

（四）白豆蔻

［主治］湿温病，厌食症，肺炎，扁桃体炎，上呼吸道感染。

［指征］舌苔白腻或黄腻，病位在上、中二焦者。

［禁忌］非湿阻气机者不宜。

［配伍］

白豆蔻 3 ~ 6g，配藿香、厚朴、杏仁、薏苡仁、滑石等，治湿温病属上、中二焦者，如上呼吸道感染、扁桃体炎、肺炎等；

白豆蔻 1 ~ 3g，配炒三仙（炒山楂、炒神曲、炒麦芽）、厚朴、木香、陈皮、藿香等，治湿阻，如厌食、恶心呕吐等。

［用量］1 ~ 6g。

（五）茵陈

［主治］新生儿黄疸，湿温，暑湿。

［指征］黄疸，苔腻。

［禁忌］寒湿证宜配伍温热药。

［配伍］

茵陈 10g，配栀子、大黄、黄芩、枳壳、郁金、威灵仙，治黄疸便秘；

茵陈 10g，配党参、白术、茯苓、干姜，治黄疸便稀；

茵陈 10g，配猪苓、泽泻、桂枝、茯苓、白术，治小便不利；

茵陈 6g，配川芎、赤芍、猪苓、泽泻、天花粉、生地、知母，治瘀热黄疸；

茵陈 15g，配滑石、藿香、木通、黄芩、浙贝母、薄荷、白豆蔻，治湿温、暑湿发热；

茵陈 6g，配代赭石、龙骨、牡蛎、麦芽、白芍，治肝郁化热。

［用量］6 ~ 15g。

［体会］茵陈总以湿热证为要。

二、擅用方剂

（一）乳蛾解毒汤

[组成]金银花15g，大青叶15g，板蓝根15g，锦灯笼6g，桔梗10g，甘草6g，牛蒡子6g，玄参6g，牡丹皮6g，赤芍10g，马勃5g，青蒿15g，薄荷6g，蒲公英10g，黄芩6g。

[主治]扁桃体炎（乳蛾）。

[禁忌]舌苔黄腻或黄厚时不宜；白细胞＞20.0×10⁹/L时不宜单独使用。

[体会]本方在扁桃体肿大充血、血象正常或偏高，发热（≤38.5℃）舌苔黄而不腻，扁桃体上有少许分泌物或脓点时使用，必定有效。本方使用贵在早期大剂清解，毒热乃除。若毒热不除，则热盛肉腐，蕴结成脓。

（二）麻杏石甘汤

[组成]炙麻黄6g，杏仁10g，石膏24g，甘草6g。

[主治]下呼吸道感染所致炎性咳嗽、发热等。

[加减]如表邪未尽，咳重则加桑菊饮，热重则加银翘散；如里热偏盛，肺热重则加桑白皮、黄芩；痰热重则加苏子、葶苈子、桑白皮、黄芩；湿热重则加厚朴、车前子、黄连；兼食积则加焦三仙、炒莱菔子；大便干则加瓜蒌、槟榔、牛蒡子；伤阴则加川贝、知母、芦根、麦冬；喘重加地龙、厚朴等。

[禁忌]舌苔腻不宜，误用伤阳助湿。

[体会]本方为治肺热咳嗽之祖方，凡咳嗽，两肺呼吸音粗，或有痰鸣音，或有水泡音，或有哮鸣音，舌质红，苔黄或厚，用之必效。

（三）龙胆泻肝汤加减

[组成]龙胆6g，柴胡6g，栀子6g，黄芩6g，牡丹皮10g，蝉蜕10g，僵蚕10g，桔梗10g，车前子10g，菊花10g，白芍10g，甘草6g。

[主治]反复、不自主地眨眼。

[禁忌]体质虚弱者、胃纳不佳者不宜，误用碍胃伤阳，易致食欲不振、呕吐等症。

[体会]本方尚可治其他的不自主的刻板动作，如弄鼻、张嘴、做怪脸、

摇头、耸肩、作咳嗽等。自己不易控制，神经系统检查多无阳性体征，反射、肌力、精细动作、共济运动等均正常。在治疗同时需配合心理疏导及家长配合，要求家长不要粗暴对待孩子，不要过多地责备，避免家庭内的争执，避免过高的学习要求，引导孩子乐观地生活学习。

（四）益胃汤加减

[组成] 沙参 10g，生地 10g，麦冬 10g，玉竹 10g，陈皮 6g，胡黄连 6g，炒莱菔子 10g，焦三仙各 6g，甘草 3g，冰糖为引。

[主治] 小儿厌食症。

[禁忌] 苔黄腻时不宜使用，用后易助湿生热。

[体会] 厌食症见纳呆，烦躁，手足心发热，口渴而不欲饮水，或口舌干燥，或口疮，夜寐不宁，盗汗，大便干燥，小便短少，舌质红或绛，苔薄或剥脱或无苔者用之必效。运用益胃汤需随证加减，阴复即止，不可过用甘寒滋阴之品，以防阻遏脾阳。

（五）芩连二陈汤

[组成] 黄芩 6g，黄连 3g，陈皮 6g，半夏 6g，茯苓 6g，竹茹 6g，枳实 6g，滑石 9g，薄荷 6g，甘草 3g。

[主治] 厌食、咳嗽等属湿热郁阻气机者。

[加减] 热重加板蓝根 20g；便稀加车前子 10g；便软加桑白皮 10g；便秘加葶苈子 10g，瓜蒌 10g；纳呆加焦三仙、炒莱菔子、槟榔等。

[禁忌] 无湿热证者不宜使用。

[体会] 咳嗽痰鸣，脘胀纳呆，呕恶头晕，苔黄腻，双肺或有痰鸣音、水泡音者宜用本方。

（崔文成．刘清贞 [M]/// 国家中医药管理局老中医药专家学术经验继承工作办公室．南京中医药大学编．方药传真——全国老中医药专家学术经验精选．南京：江苏科学技术出版社，2003：76-78.）

方证传真

一、乳蛾一号方治疗小儿急性扁桃体炎热毒证

乳蛾一号方：金银花 15g，大青叶 15g，板蓝根 15g，锦灯笼 6g，桔梗 6g，生甘草 6g，牛蒡子 6g，玄参 6g，牡丹皮 6g，赤芍 10g，马勃 6g，青蒿 15g，薄荷 6g，蒲公英 10g，黄芩 6g。用水泡半小时，头煎煮沸 8 分钟，二煎煮沸 20 分钟，频服，日 1～2 剂。

急性扁桃体炎热毒证：发热，咽喉肿痛，扁桃体肿大，充血明显，或有分泌物，舌质红或舌尖边红，苔薄黄或黄厚，脉数。或兼见头痛、腹痛、恶心呕吐、打鼾痰鸣、颈部淋巴结肿大。

乳蛾一号方重用金银花、蒲公英、黄芩、大青叶、板蓝根、锦灯笼、牛蒡子、生甘草解毒清热，消肿利咽，辅以赤芍、牡丹皮、马勃凉血活血，化瘀散结，青蒿、薄荷芳香清透、疏风退热，佐用玄参滋阴降火，以防毒热伤阴，桔梗宣肺利咽，载药上达病所。诸药相伍，使毒解热退，瘀散肿消，共奏其效。

【病案举例】

张某，男，8 岁。发热 7 天于 1989 年 6 月 7 日来诊。患儿发热，咽喉肿痛，伴头痛头晕，纳差，院外已用麦迪霉素口服、红霉素静滴治疗 3 天，体温不降。查体：体温 38.8℃。咽部充血，扁桃体Ⅲ度肿大，无分泌物，心肺正常，腹软，肝脾未及。舌质红，苔黄燥，脉滑数。化验：白细胞计数 8.9×10^9/L，中性粒细胞 0.8，淋巴细胞 0.2。诊为毒热乳蛾，给予乳蛾一号水煎频服，每 2 小时测体温 1 次。药后体温渐降，6 月 8 日最高体温 37.8℃，9 日复诊，体温 36.9℃，咽充血不著，扁桃体Ⅰ度肿大，继服 2 剂以巩固疗效。

【按语】急性扁桃体炎，因状如乳头，形如蚕蛾，故名乳蛾。其主要致病因素为外感风邪，内蕴毒热，毒随邪来，热由毒生，毒热炽盛，客于咽喉，瘀结不散，乳蛾乃成。小儿阳常有余，阴常不足，易于化热，易于伤阴，故乳蛾比成人发热较急，热势较盛，病情较重，咽喉肿痛及腹痛、恶心呕吐等症状较著。若毒热不除，则热盛肉腐，蕴结成脓。故乳蛾一号方贵在早用，大剂清解，毒热乃除，每收捷功。

二、菖蒲郁金钩藤汤治疗温病湿热蒙窍证

菖蒲郁金钩藤汤：大青叶 15g，金银花 15g，连翘 10g，黄芩 10g，栀子 6g，柴胡 6g，郁金 6g，菖蒲 6g，生石膏 20g，钩藤 10g，僵蚕 10g，竹叶 6g，荆芥 6g，薄荷 10g，牡丹皮 10g，甘草 6g，水煎服。

湿热蒙窍证：温病发热起伏，胸腹灼热，烦躁不寐，神识时昏时清，或有谵语，舌红，苔黄腻，脉滑数。

菖蒲郁金钩藤汤由菖蒲郁金汤合羚角钩藤汤化裁而成。方中君以菖蒲化浊开窍；辅以郁金、牡丹皮清心凉血，大青叶、金银花、连翘、黄芩清解热毒，生石膏大清气热，柴胡、荆芥、薄荷疏外达表解热，竹叶、栀子利水清心；佐以钩藤、僵蚕解热平肝防痉；使以甘草调和诸药。共奏化浊开窍，清心防痉，解毒退热之功。

【病案举例】

杨某，女，2 岁 6 个月。1999 年 8 月 12 日初诊。发热 3 天，初起发热（体温 38.9℃），惊厥抽搐，在省某医院查血象不高，诊为急性呼吸道感染、高热惊厥，予安痛定、鲁米那钠肌注，先锋霉素 V、利巴韦林、地塞米松等静滴至今。现仍发热，神疲，纳尚好，涕嚏。查体：咽红，双肺呼吸音粗，心率 144 次 / 分，舌红苔黄厚腻，脉滑数。证属湿热蒙窍。急当化浊开窍，清心防痉，解毒退热。处方：羚羊角粉 0.5g（冲服），大青叶 15g，金银花 15g，连翘 10g，黄芩 10g，栀子 6g，柴胡 6g，郁金 6g，菖蒲 6g，生石膏 20g，钩藤 10g，僵蚕 10g，竹叶 6g，荆芥 6g，薄荷 10g，牡丹皮 10g，甘草 6g，水煎服。3 剂愈。

【按语】湿热痰浊、蒙蔽心包，身热不甚、神昏谵语，急当化浊开窍，清心防痉，解毒退热。菖蒲、郁金、栀子、竹叶为必用之品。

三、生脉保元败毒散治疗心气不足复感风痰证

生脉保元败毒散：党参 10g，北沙参 10g，麦冬 10g，五味子 6g，黄芪 10g，炙甘草 12g，白芍 10g，炒白术 6g，杏仁 6g，桔梗 10g，前胡 10g，枇杷叶 10g，紫菀 10g，浙贝 10g。日一剂，水煎温服。

心气不足复感风痰证：有心肌炎或心肌酶谱异常病史，乏力、气短、易疲劳，复有涕嚏、咳嗽、发热等，眼睑色黯，面色少华，舌淡红，苔白或厚，脉细数。

生脉保元败毒散由生脉散、保元汤、败毒散，加减复脉汤化裁而来。方中君以党参益气守中；辅以黄芪补气固表，白术健脾益气；佐以北沙参、麦冬、五味子、炙甘草、白芍养阴和营，杏仁、前胡、枇杷叶、紫菀、浙贝止咳化痰；使以桔梗载药上行，达邪外出。诸药合用，共奏扶正达邪，托毒外出，养阴和营，疏风化痰之功。

【病案举例】

张某，女，5岁8个月，2016年5月20日初诊。主诉：乏力1年，加重伴咳嗽4天。

患儿1年前活动后出现乏力不适，未予治疗，4天前出现咳嗽，鼻塞流涕，发热38℃左右，自服小儿解表颗粒、利巴韦林、阿奇霉素4天，咳嗽未见好转，发热减轻，伴有乏力不适。现患儿咳嗽阵作，痰多，时有黄黏痰咳出，鼻塞流黏涕，活动后乏力，汗多，无发热，无明显喘憋气促，纳可，二便调，夜寐安。既往有心肌损害史，曾静点炎琥宁时有轻微过敏，表现为脸部出现少许皮疹，自行消退。

查体：神志清，精神可，语言清晰，咽红，双肺呼吸音粗，未闻及明显干湿性啰音，心率98次/分，律不齐，心尖部可闻及早搏，5～8次/分，心音有力，各瓣膜听诊区未及病理性杂音。腹平坦，腹软，无压痛，无反跳痛。舌质红、苔白厚中黄，脉结代。今日查心肌酶谱回示：CK—MB ↑ 25U/L，CK85.4U/L，LDH ↑ 255.6U/L，HBDH ↑ 223.7U/L，AST24.4U/L。血常规示：血红蛋白135g/L，淋巴细胞↑0.406，单核细胞0.05。肝功示：AST/ALT ↑ 2.3，碱性磷酸酶↑192.9U/L，白蛋白44.2g/L，球蛋白↓15.9g/L。肌钙蛋白示：肌红蛋白↓10.8g/L。中医诊断：心悸（邪

热内陷证），咳嗽（风热夹痰证）。西医诊断：心肌炎，支气管炎。遂收入院治疗。治以托毒外出，益气养心，疏风清热，化痰止咳为法，方以生脉保元败毒散加减。

处方：沙参10g，党参10g，黄芪10g，炒白术6g，杏仁6g，桔梗10g，前胡10g，枇杷叶10g，紫菀10g，大贝10g，白芍10g，五味子6g，甘草4g，取中药免煎颗粒5剂，日一剂，早晚各一次，水冲100mL温服。西洋参10g，另炖兑服。另予痰热清静脉点滴以解毒清热化痰；阿莫西林舒巴坦钠抗感染；维生素C、磷酸肌酸钠静脉点滴，果糖二磷酸钠片口服以营养心肌。

2016年05月27日二诊。患儿体温稳定，无发热，昨晚偶咳一次，3～4声，鼻塞流黏涕较前减轻，无恶心呕吐，活动后仍感乏力，无明显喘憋气促，未诉咽痛，无腹痛，纳可，二便调，夜寐安。查体：患儿咽部充血稍有减轻，双侧扁桃体无肿大。颈软，无抵抗，双肺呼吸音粗，未闻及明显干湿性啰音，心率95次/分，律不齐，可闻及早搏，6～7次/分，心音有力，各瓣膜听诊区未及病理性杂音。腹平坦，腹软，无压痛，无反跳痛。舌质红，苔黄，脉结代。上方去前胡、白术、桔梗，加苍术、辛夷、藿香、佩兰、焦山楂。方如下：黄芪10g，党参10g，沙参10g，五味子6g，紫菀10g，辛夷10g，枇杷叶10g，大贝10g，杏仁6g，苍术10g，焦山楂10g，白芍10g，甘草4g，藿香10g，佩兰10g。取中药免煎颗粒6剂，日一剂，早晚各一次，水冲100mL温服。西洋参3g，另炖兑服。另予丹参注射液静脉点滴以活血通脉。

2016年6月2日三诊。无咳嗽，无痰，无鼻塞，乏力感减轻，纳可，眠安，二便调，拟于明日出院。查体：神志清，精神好，咽部微红，双肺呼吸音粗，未闻及明显干湿性啰音，心率92次/分，律不齐，可闻及早搏，2～3次/分，舌质红，苔薄白，脉结代。因外感已除，气阴未复，治宜益气养阴，养心复脉，方以炙甘草汤加味。处方：炙甘草12g，生地黄10g，麦冬10g，北沙参10g，党参10g，当归6g，黄芪10g，五味子6g，白芍10g，陈皮10g，茯苓10g，炒白术6g。取中药免煎颗粒6剂，日一剂，早晚各一次，水冲100mL温服。另每日予西洋参3g，煎汤代茶饮。同时继续给予果糖二磷酸钠片口服以营养心肌。

【按语】刘老认为小儿心肌炎治疗核心是处理好祛邪与扶正的关系。该患儿有心肌损害史，复感风热之邪，损伤心脉，心气不足，难以鼓动血脉，血流不畅，气机不利而现诸症。初诊时因外感风热邪毒，客于肺卫而加重，治当扶正祛邪兼顾。宜疏风清热，化痰止咳，益气养心，托毒外出，予生脉保元败毒散加减治之。

二诊时痰热已清，故去前胡、白术、桔梗，风邪未解，食积未消，故加辛夷、藿香、佩兰、苍术、焦山楂以健脾祛湿，开胃消食。

三诊时患儿外感已除，气阴未复，治当扶正，故以炙甘草汤加味益气养阴，养心复脉。

四、开胃醒脾三仙方治疗厌食食湿阻滞脾运失健证

开胃醒脾三仙方：鸡内金10g，炒莱菔子10g，苍术6g，炒山楂10g，神曲6g，炒麦芽10g，陈皮10g，木香10g，白豆蔻6g，砂仁6g，炒白术6g，茯苓10g，白扁豆10g，白芍6g，玉竹10g，炙甘草6g。水煎服，日1剂。

厌食食湿阻滞脾运失健证：食欲不振，或拒食，腹胀或痛，食少，汗多，磨牙，大便干，小便如常，舌质淡红，苔白腻，脉细滑。

厌食初起，多因过度饮食，目前供给儿童的饮食物日渐丰盛，而小儿胃强脾弱，易出现饮食失节、饮食偏嗜而过量，致食湿阻滞，脾运失健。治当健脾助运，化湿醒脾，消食开胃。

开胃醒脾三仙方由保和丸、香砂平胃散、芍药甘草汤化裁而来。方中君以鸡内金化积消食、健脾开胃；辅以炒莱菔子、苍术、炒山楂、神曲、炒麦芽消食导滞和胃，陈皮、木香、白豆蔻、砂仁芳香化湿、理气除痞、开胃醒脾；佐以炒白术、茯苓、白扁豆健脾益气化湿，白芍和阴缓急，玉竹养心益气；使以炙甘草调和诸药。诸药合用，共奏消食开胃，化湿醒脾，益气和中之功。

【病案举例】

何某，女，5岁。2016年05月19日初诊。

主诉：纳呆厌食2个月。初起食欲不振，见食不贪，渐至拒食，夜汗多，磨牙，面色不佳，遂来就诊。现腹胀，食少，夜间睡眠时，出汗量多，

时有磨牙,大便干,二日一行,小便如常。患儿自幼身体偏瘦,体弱易生病。查体:面色黯淡,咽部不红,肺心未见异常,腹软,脐周叩呈鼓音,无压痛,无反跳痛,肝脾未及。指甲无泽,稍有干枯,甲缘不规整,舌质淡红,苔白厚腻多津,脉细滑。

诊断:厌食,证属食湿阻滞,脾运失健。

先对患儿家长进行合理喂养方面的宣传教育,治宜化湿醒脾,消食开胃。用开胃醒脾三仙方加减。

处方:炒白术 6g,茯苓 10g,炒麦芽 10g,炒山楂 10g,陈皮 10g,木香 10g,白豆蔻 6g,白扁豆 10g,白芍 6g,玉竹 10g,鸡内金 10g,炙甘草 6g。取 6 剂,水煎服,日 1 剂。

2016 年 05 月 26 日二诊,其母述患儿服药后面色改善,进食量增,出汗明显减少,睡眠时仍有磨牙。上方加莱菔子 10g,槟榔 4g,服 6 剂。嘱患儿平时多食粥类,粥中可放山药、莲子、薏苡仁、大枣等。

【按语】此患儿自幼瘦弱易病,为先天胎禀不足,脾胃薄弱,家长缺乏育婴知识,喂养不当,则乳食难进,产生厌食。故先对患儿家长进行合理喂养方面的宣传教育,并用开胃醒脾三仙方加减以化湿醒脾,消食开胃。二诊时,加莱菔子、槟榔以消积导滞,行气除胀,并嘱多食粥类以养脾胃。

五、益胃山药三仙方治疗厌食胃阴亏损证

益胃山药三仙方:沙参 10g,生地 10g,麦冬 10g,玉竹 10g,山药 10g,炒莱菔子 10g,炒三仙(炒山楂、炒神曲、炒麦芽)各 6g,甘草 3g,冰糖为引,水煎服。

厌食胃阴亏损证:食少纳呆或者拒食,伴有烦躁,手足心发热,口渴而不欲饮水,或口舌干燥,或生口疮,夜寐不宁,盗汗,大便干燥,小便短少,舌质红或绛,舌苔薄或剥脱或无苔,脉数或细。

厌食胃阴虚,纳食不化者颇多。胃阴亏损胃气亦不足,则水谷不能腐熟,则厌食而不饥,《温病条辨》云:"欲复其阴,非甘凉不可,汤名益胃者,胃体阳而用阴,取益胃用之义也"。

益胃山药三仙方由益胃汤、保和丸化裁而来。方中麦冬滋养胃阴为

主药;辅以沙参养肺阴、生地滋肾阴凉血热、玉竹养心益气、山药养脾阴;佐以陈皮理脾气,山楂、神曲、麦芽、炒莱菔子理气消食导滞;冰糖为引。共奏益胃生津,养阴清热,健脾消食,理气化滞之功。

【病案举例】

明某,男,3岁。1999年6月29日初诊。纳呆2个月。初起食欲不振,见食不贪,大便偏干,寐安。平素喜甜食及冷饮。已用复合蛋白锌等治疗,症状无明显改善。现仍纳呆,无食欲,大便干。神清,精神好,形体偏瘦,咽微红,肺心未见异常,腹软,舌红,苔少花剥、呈地图状,诊为厌食,证属胃阴亏损,治宜益胃生津,养阴清热,用益胃山药三仙方加减。

处方:沙参10g,玉竹10g,石斛10g,胡黄连6g,陈皮10g,白扁豆10g,砂仁6g,白豆蔻6g,鸡内金6g,炒麦芽10g,神曲10g,甘草6g。日1剂,水煎服,3剂后食欲转为正常。

【按语】胃阴亏损而导致的小儿食少纳呆或者拒食,其病因一般为:①素体脾胃阴虚,又失于调理。②热病伤及胃阴。③饮食不节,食滞不化,郁久化热,灼胃伤阴。④用药不当,如长期服食辛温燥烈或苦寒之品,伤及胃腑阴津。此类患儿用健脾气、养胃阴、调节脾胃阴阳的方法,有很可靠的临床效果。主张用药以顾阴开胃为主,兼疏邪消导,勿过用温燥之品,在叶天士养胃阴理论启迪下,选用《温病条辨》益胃汤加减治疗,确有良效。运用时需注意随证加减,阴复即止,不可过用甘寒滋阴之品,以防阻遏脾阳。

六、保和芩连二陈方治疗厌食食湿中阻胃热滞脾证

保和芩连二陈方:鸡内金10g,炒莱菔子10g,苍术6g,炒山楂10g,炒麦芽10g,炒神曲10g,白豆蔻6g,陈皮6g,半夏6g,槟榔6g,茯苓6g,白扁豆10g,黄芩6g,黄连6g,甘草4g。水煎服,日1剂。

厌食食湿中阻胃热滞脾证:纳呆,无食欲,食物入口不咽,甚则恶心呕吐,大便偏干,咽红,舌红,苔黄中厚,脉滑或数。

饮食过度,阻滞脾胃,郁而化热,气机不利,升降失和。治当化积清热,祛湿导滞,调和脾胃。

保和芩连二陈方由保和丸、芩连二陈汤化裁而来。方中君以鸡内金

化积消食、健脾开胃；辅以炒莱菔子、苍术、炒山楂、神曲、炒麦芽消食导滞和胃，白豆蔻、陈皮芳香化湿、理气除痞，半夏、槟榔降逆和胃、行气导滞；佐以茯苓、白扁豆祛湿健脾，黄芩、黄连清热燥湿；使以甘草调和诸药。诸药合用，共奏消食导滞，降逆行气，清热祛湿，开胃醒脾之功。

【病案举例】

牛某，男，2岁。1999年3月16日初诊。食欲不振1年。初起食欲不振，见食不贪，曾用小儿消食片等，症状可暂时减轻，现仍纳呆，无食欲，食物喂入口中时含很长时间不咽，甚则恶心呕吐，食少，大便偏干，寐安。平素偏嗜肥甘。神清，精神好，营养状况一般，咽红，扁桃体Ⅱ度肿大，肺心未见异常，脐周叩鼓，舌红，苔黄中厚，指纹青达气关。

诊断：厌食，证属食湿中阻，胃热滞脾。调理宜节制乳食，纠正偏食；治疗宜消食化湿，清胃运脾。予保和芩连二陈方加减。

处方：陈皮6g，半夏6g，苍术6g，茯苓6g，黄芩6g，黄连6g，槟榔6g，鸡内金10g，炒山楂10g，炒麦芽10g，炒神曲6g，炒莱菔子10g，甘草4g，白扁豆10g，白豆蔻6g。取3剂。水煎服，日1剂。半年后因感冒来诊，述上方疗效极好，未尽剂就胃口大开。

【按语】饮食过度，阻滞气机，郁而化热，升降出入失常，故现诸症。脾居中州，喜燥恶湿，喜芳香而恶秽恶，喜清淡而恶腻浊，喜灵动畅达而恶实邪困遏。预防和调理应使家长或监护人解放思想，更新观念，知行合一，节制乳食。治疗重在祛除积滞湿热等实邪之困遏，用药以轻疏灵动为贵，使湿邪得以从上焦宣化、从中焦得以运化、从下焦得以渗利，配合燥湿清热之品，恢复脾气健运之功能，脾升胃降，胃口自开。

七、芩连二陈茵栀方治疗食郁湿热证

芩连二陈茵栀方：黄连10g，黄芩10g，栀子10g，柴胡10g，青蒿10g，牡丹皮10g，浙贝母10g，茵陈10g，车前子10g，郁金10g，菖蒲10g，半夏6g，陈皮10g，茯苓10g，甘草6g。

食郁湿热证：患儿多表现为长期发热，低热起伏，午后较著，形丰体胖，舌红苔厚黄腻或花剥，脉滑或数。

芩连二陈茵栀方以清热化湿、行气祛痰、和胃健脾为法，方中黄连清中焦湿热为主药，辅以黄芩清上焦热、栀子清解三焦郁热、柴胡解半表邪热、青蒿透达里热、牡丹皮凉血透热、浙贝母化痰解上焦郁热、茵陈化浊清中焦湿热、车前子利水清下焦湿热，佐以郁金行气凉血解郁、菖蒲芳香化浊通窍、半夏燥湿降气和胃、陈皮行气燥湿健脾、茯苓健脾益气渗湿，使以甘草调和诸药，共奏清利三焦、达里透表、行气凉血、化痰开郁、和胃健脾、疏解湿热之功。

【病案举例】

黄某，男，10岁。1999年3月11日初诊。低热2个月余。初起发热，体温37.1～37.5℃，难以入寐，烦躁不安，尿频口渴，饮多尿多，伴夜汗多、身热，21时～次日1时汗出，1时后汗止身凉，大便如常，不泻不干。曾在当地医院及省立医院查血常规示正常范围，尿沉渣见少量白细胞，心电图示正常范围，心肌酶谱示 CKMB 增高，心脏彩超示心内结构无异常，胸片示支气管感染，鼻窦片示副鼻窦炎，曾予多种抗生素及中西药物治疗未效。既往有心肌炎史，扁桃体已于1998年6月摘除。否认药物过敏史。患儿形丰体胖，神清，精神好，咽红，双肺呼吸音粗，心率96次/分，舌红苔黄厚腻、尖边赤剥，脉滑。证属湿热内蕴。处方：陈皮10g，茯苓10g，半夏6g，黄芩10g，黄连10g，菖蒲10g，郁金10g，柴胡10g，茵陈10g，牡丹皮10g，浙贝母10g，栀子10g，车前子10g，青蒿10g，甘草6g。5剂后症状消失。

【按语】目前生活水平普遍提高，供给小儿的饮食物日渐丰盛，家长们惟恐孩子吃不饱而影响生长发育，故多采取勉强孩子进食、填鸭式进食等方式，加上小儿胃强，乳食不知自节，故每易过食，然小儿脾弱，运化不及，水湿易停滞于内，而体属纯阳，易于化热，多成食郁湿热证。在治疗过程中，首先告诫患儿及其家长要节食，以复脾胃运化之机，其次从芳香化浊、行气化湿、苦寒清热着手，或消食导滞，或化湿祛痰，或利湿行瘀，若见表证且苔薄黄腻者，每予菖蒲郁金汤合平胃散、二陈汤；见里证且苔黄厚腻者，多予芩连二陈汤合蒿芩清胆汤化裁；即使见有花剥舌、地图舌或苔黄燥者，初期也不予滋阴之品，而是径清湿热，湿热一去则阴可自复。

八、清胃泻脾导赤方治疗唇风脾胃积热心火证

清胃泻脾导赤方：生石膏20g，黄连6g，黄芩6g，栀子6g，金银花10g，连翘10g，板蓝根10g，炒莱菔子10g，陈皮6g，茯苓10g，竹叶6g，灯心草3g，牡丹皮10g，赤芍6g，当归6g，生地6g，玄参6g，升麻6g，蝉蜕6g，甘草3g。

唇风脾胃积热心火证：唇部黏膜及唇周皮肤红肿痒痛、干裂出血及痂皮、舌舔颤动，舌红苔黄脉滑。

清胃泻脾导赤方以石膏清胃热为主药，辅以黄连、黄芩、栀子清泻三焦郁结内热，金银花、连翘、板蓝根清解风邪外热，佐以炒莱菔子、陈皮消食行气，茯苓、竹叶、灯心草导赤清心火，牡丹皮、赤芍、当归凉血活血，生地、玄参滋阴解毒，使以升麻、蝉蜕清胃达唇，甘草调和诸药，共奏清胃消积、行气泻脾、导赤清心之功。

【病案举例】

康某，男，3岁8个月。1998年2月5日初诊。唇部干裂痒疼2个月余，平素偏食肥甘及鱼虾，大便干。现唇部黏膜及唇周皮肤红肿干裂，口周环唇有0.5cm的红肿区，干裂起痂，下唇较著，舌红苔黄厚少津，脉滑。刘老辨证为脾胃积热，处方：升麻6g，黄连6g，赤芍6g，当归6g，黄芩6g，栀子6g，玄参6g，桔梗10g，生石膏20g，陈皮6g，甘草3g，水煎服，日一剂。8剂后症状消失。

【按语】唇风多因偏食、食积、脾胃积热，湿浊内生，复受风邪结于唇部而成，舌舔火燎疼为心火上炎。初起脾胃积热，常选用清胃泻脾导赤方加减治疗，并配合黄连膏、麻油等涂护患处。

九、导赤清热泻脾散治疗心脾积热胃火证

导赤清热泻脾散：生地10g，黄连6g，黄芩10g，炒栀子10g，木通5g，竹叶10g，车前子10g，茯苓10g，泽泻10g，生石膏15g，甘草梢5g。

心脾积热胃火证：口舌疮赤糜烂，口出气臭，小便短赤，舌红，唇红。

口舌生疮糜烂，名曰口糜，乃心、脾二经蕴热深也。口出气臭为胃热。小便短赤为小肠火热。舌红乃心经蕴热。唇红乃脾经蕴热。

导赤清热泻脾散由《医宗金鉴》治疗口腔诸证的泻心导赤汤、清热泻脾散二方化裁而成，可直泻心脾胃经蕴积之热邪。方中生地甘寒而润，入心肾经，凉心血而能补，滋阴利小肠以制心火为主药；辅以黄连直泻其心热，黄芩清肺热，生石膏清胃热，栀子通水道泻三焦湿热，木通上清心经之火、下导小肠之热，竹叶、车前子、赤茯苓、泽泻淡渗泻脾，导心火下行；佐以生甘草梢清热解毒，调和诸药，还防木通、生地等寒凉伤胃。诸药相合，滋阴利水为主，滋阴而不恋邪，利水而不伤阴，泻火而不伐胃。

【病案举例】

赵某，男，4岁。1983年5月6日初诊。舌下出现肿块3个月。舌体转动受限，语言不流利，纳差，手足心热，小便黄赤，大便干燥。曾在省级某医院诊为舌下囊肿，建议手术，患儿因畏惧手术而来我院就诊。查见舌下肿块约3cm×2.5cm×2cm，表面光滑，色淡红，按之绵软，稍有痛感，舌质红苔黄厚，脉滑数。证属心脾积热，循经上行，与痰涎结聚于舌下。

诊为痰包(舌下囊肿)。治以清泻心脾积热，佐以燥湿化痰，用泻心导赤汤合清热泻脾散加味：生地10g，竹叶10g，甘草梢5g，木通5g，黄连6g，黄芩10g，炒栀子10g，茯苓10g，泽泻10g，生石膏15g，车前子10g。水煎服。

6月12日复诊：服6剂后，舌下囊肿明显缩小，如拇指指甲大，约1cm×1cm×1cm，其位置偏于舌下左侧，大便已通畅。按上方再加苍术10g，陈皮6g，半夏6g，以燥湿化痰。继进4剂，囊肿消散。后经随访未再复发。

【按语】明代陈实功的《外科正宗》中已有"痰包"证的记载，现代医学称作"舌下囊肿"，好发生于舌下腺的导管处。由于导管炎症或涎腺结石阻塞，使导管的分泌物潴留，继而膨胀形成囊肿。《外科正宗》："痰包乃痰饮乘火流行凝注于舌下"。舌为心之外窍，心脉系于舌根，脾之络脉抵舌本、散舌下，故舌病多与心脾二脏有密切联系。脾主运化，其性喜燥恶湿，但由于邪热蕴于脾，致使脾运化无权，水湿停聚而成痰饮。积热与痰饮循经聚于舌下乃成痰包。本案清泻心脾积热，佐以化痰散结，方证相应，十剂收功。

十、龙胆泻肝蒲金方治疗肝郁化热扰心证

龙胆泻肝蒲金方：龙胆 6g，栀子 9g，黄芩 9g，柴胡 9g，车前子 9g，石菖蒲 9g，郁金 9g，甘草 6g。

肝郁化热扰心证：多因精神因素如所欲不遂、受责气郁、考试紧张等而起病，初起表现多为反复眨眼，眼睑跳动，或伴耸肩，头痛，手足抖动等，可伴有胸闷太息，或心烦躁动，夜寐不宁等。舌质略红或暗红，苔薄白或苔黄腻，脉弦或弦滑。

龙胆泻肝蒲金方由龙胆泻肝汤合菖蒲郁金汤化裁而成。方中君以龙胆大苦大寒，上泻肝胆实火，下清下焦湿热，泻火除湿两擅其功；臣以黄芩、栀子苦寒泻火，车前子清热利湿，使湿热从水道排出；佐以石菖蒲、郁金化浊开窍，理气解郁；使以柴胡，引诸药入肝胆，甘草调和诸药。诸药合用，使火降热清，气郁得解，湿浊分消，心窍通灵，循经所发诸证乃愈。

【病案举例】

田某，男，6岁，1998年2月9日诊。20天前因顽皮受责后出现挤眉眨眼，揉鼻擦脸，张口吐舌，家长认为是不良习惯，反予严斥。病症日增，频繁眨眼，头痛阵作，时作怪脸，经某医院检查脑电图、脑CT均正常，予硝基安定等口服未效。现患儿心烦躁动，时有眨眼，眼睑跳动，揉鼻擦脸，口苦咽干，大便不干，小便少。舌质红、苔黄稍厚腻，脉弦滑。证属肝郁化火，上扰清窍，治用疏郁清肝泻火法。处方：龙胆 6g，栀子 9g，黄芩 9g，柴胡 9g，车前子 9g，石菖蒲 9g，郁金 9g，甘草 6g，水煎服。服3剂后眨眼次数明显减少，烦躁减轻，续服6剂，症状消失。3个月后随访，未再发作。

【按语】《小儿药证直诀·肝有风甚》指出："凡病或新或久，皆引肝风，风动而止于头目，目属肝，风入于目，上下左右如风吹，不轻不重，儿不能任，故目连扎也""目连扎不搐，得心热则搐。"小儿所欲不遂，肝郁化热化火，神机受累，筋用无主，致筋肉拘挛而不能自控。其病位在脑（心），与肝密切相关，基本病机为肝心失调，初起多为实证，宜疏肝解郁、清肝泻火，并可采取转移注意力、心理疗法及引导家长注意合理教养等措施配合治疗。

十一、龙胆芍甘钩藤方治疗郁热伤津阳亢证

龙胆芍甘钩藤方：龙胆 6g，栀子 10g，黄芩 9g，白芍 10g，川楝子 10g，玄参 10g，生地 10g，车前子 10g，钩藤 10g，菊花 10g，牡丹皮 10g，全蝎 6g，薄荷 6g，桔梗 6g，甘草 6g，水煎服，每日 1 剂。

郁热伤津阳亢证：紧张时眨眼、摇头、耸肩、手足抖动等症状明显或频繁，放松时可减少。或伴有烦躁不安，睡眠不宁。舌质红或嫩、苔黄花剥或少苔，脉弦细或数。

龙胆芍甘钩藤方由龙胆泻肝汤和芍药甘草汤加减而成。方中君以龙胆大苦大寒，上泻肝胆实火，下清下焦湿热，泻火除湿两擅其功；臣以黄芩、栀子苦寒泻火，车前子清热利湿，使湿热从水道排除；菊花、钩藤、全蝎息风止抽；白芍、牡丹皮凉肝缓急；玄参、生地滋阴涵木；佐以川楝子泻肝气；使以薄荷、桔梗引邪外出，甘草调和诸药。诸药合用，使火降热清，涵木风停，心窍通灵，循经所发诸证乃愈。

【病案举例】

王某，女，8 岁，1998 年 4 月 16 日诊。频繁眨眼反复发作 2 年余。初起时眼睑跳动，口周肌肉抽动，疑为小舞蹈病，查血沉、抗"O"均在正常范围，肌张力不降低，无运动障碍，予阿司匹林及中药秦艽、金银花、桂枝等治疗无明显改善。每于感冒发热后眨眼睑跳频繁，偶尔伴手臂抖动或口周肌肉抖动，平时症状略轻。近半月因感冒后症状较重，现感冒症状消失，仍频繁眨眼，左睑时有抽动，偶有口周及右上肢抖动，纳佳，寐欠安，大便如常，心情不稳，时有烦躁。舌质红、苔少花剥，脉弦细。证属肝经郁热，兼热病伤津，治用清热平肝、滋阴息风法。处方：龙胆 6g，栀子 10g，黄芩 9g，白芍 10g，川楝子 10g，玄参 10g，生地 10g，车前子 10g，钩藤 10g，菊花 10g，牡丹皮 10g，全蝎 6g，薄荷 6g，桔梗 6g，甘草 6g，水煎服，每日 1 剂。4 月 23 日复诊，眨眼次数明显减少，心不烦，无其他症状，舌质略红、苔中部稍黄厚、尖边剥脱，脉细滑。上方去薄荷、桔梗，6 剂后症状完全消失。1 个月后又感冒，但无眨眼睑跳等症状。

【按语】焦虑则气郁化热化火而伤阴，加热病伤津，水不涵木，肝阳偏

亢则风动，故眨眼、摇头、耸肩、手足抖动等症状明显。肝心失调，实中夹虚，治当清热平肝、滋阴息风。

十二、芍甘蝎蝉杞菊方治疗阴虚肝旺筋挛证

芍甘蝎蝉杞菊方：白芍10g，全蝎6g，蝉蜕10g，菊花10g，牡丹皮10g，枸杞子10g，生地黄10g，当归10g，柴胡6g，龙胆6g，栀子6g，车前子10g，川楝子6g，甘草6g。

阴虚肝旺筋挛证：眨眼、目涩，目赤或痛，寐少梦多，烦躁不宁，可伴睑部抽动，口舌生疮，或胁胀太息，或手足抖动等。舌质红或嫩、苔少或花剥，或呈地图舌状，脉细或细滑。

芍甘蝎蝉杞菊方由芍药甘草汤、杞菊地黄汤、一贯煎化裁而成。方中君以生白芍益阴营筋，缓急止挛；辅以全蝎、蝉蜕息风止痉，菊花、牡丹皮清热凉肝，柴胡、龙胆疏肝泻火，栀子、车前子利湿泻火；佐以枸杞子、生地黄、当归滋肾养血，川楝子泻肝理气；使以甘草调和诸药。共奏益阴营筋、清火止痉之功。

【病案举例】

盛某，女，5岁，1998年1月5日诊。2个月前左眼外侧轻微撞伤，皮下出血成斑，遂觉眼部不适，时有眨眼、目痛，有时耳鸣头晕，曾查脑电图、CT、出凝血时间均正常。予抗生素眼药水、复合维生素B、吡硫醇（脑复新）等治疗未效，眨眼更加频繁，左睑跳动。现频繁眨眼，左眼干涩微痛，眼睑抽动时作，夜寐梦多。眼结膜充血，舌红嫩、苔少、中部稍黄燥，脉细。证属伤后气郁，日久化热，损伤肝阴，筋肉失养。治用滋阴柔肝，条达肝气法。处方：白芍10g，全蝎6g，蝉蜕10g，菊花10g，牡丹皮10g，枸杞子10g，生地黄10g，车前子10g，柴胡6g，栀子6g，龙胆6g，当归10g，川楝子6g，甘草6g，水煎服，每日1剂。1月8日复诊，眼不痛，眨眼次数少，睑跳不明显，寐安，眼结膜充血不明显，苔少、中部稍黄不厚，脉细滑。上方去全蝎、龙胆、川楝子，加沙参、生麦芽各10g。1月12日三诊，已不眨眼，无睑跳，眼部无明显不适，舌略红、无苔，上方继用3剂，后服用杞菊地黄丸2盒，以资巩固。1998年3月13日因咳嗽来诊，家长述眨眼睑跳等未再复发。

【按语】先天不足,或久病耗阴,肝经失于濡养而筋肉拘挛。肝心失调,虚中夹实,治当益阴营筋、清火止痉。

十三、补中升陷利湿方治疗尿频湿热下注气陷证

补中升陷利湿方:党参 10g,茯苓 6g,炒白术 6g,黄芪 10g,升麻 6g,五味子 6g,山药 15g,黄连 3g,白扁豆 10g,竹叶 6g,益智仁 15g,甘草 3g,水煎服,每日 1 剂。

湿热下注气陷证:尿频,量少,可有轻微尿痛。舌淡红,苔白厚,脉沉细。

补中升陷利湿方由补中益气汤加味化裁而成。方中君以黄芪益气升陷;辅以党参、茯苓、白术补益中气,山药、五味子、益智仁敛阴固涩;佐以黄连、白扁豆、竹叶分利湿热;使以甘草调和诸药。共奏益气举陷,敛阴固涩,分利湿热之功。

【病案举例】

战某,女,6 岁。1999 年 6 月 18 日初诊。尿频半年。半年来小便频数,量少,偶尔有轻微尿痛,不热,不吐,不泻,不渴,寐安。曾用抗生素等,症状无明显改善。现仍尿频,量少,偶尔有轻微尿痛。舌淡红,苔白厚,脉沉细。证属湿热下注,脾虚气陷,下元不固。治宜补脾益气,升阳举陷,清利湿热。处方:党参 10g,茯苓 6g,炒白术 6g,黄芪 10g,升麻 6g,五味子 6g,山药 15g,黄连 3g,白扁豆 10g,竹叶 6g,益智仁 15g,甘草 4g,3 剂。1999 年 9 月 15 日因感冒来诊时,述上方未服完就尿频症状消失,至今未再反复。

【按语】湿热下注,过用寒凉之品,或久病耗气,导致气虚、气陷而尿频不已,治当益气升陷为主,分利湿热为辅助。

儿科医案选编

鼻炎

风热犯窍

王某，女，2岁。1999年2月11日。鼻塞5天。咽红、苔白。证属风热犯窍。处方：桑叶10g，菊花10g，桔梗6g，蝉蜕6g，黄芩6g，薄荷10g，连翘10g，杏仁6g，辛夷6g，生石膏20g，夏枯草6g，牡丹皮6g，甘草4g，水煎服。2剂愈。

鼻咽炎

风热夹食

王某，男，12岁。1999年7月6日。鼻塞、涕浊、咽痒、阵咳1个月。查咽红、扁桃体Ⅱ度肿大，舌红苔黄厚，脉滑。证属风热夹食。处方：藿香10g，金银花20g，菊花10g，连翘10g，蒲公英10g，蝉蜕10g，黄芩10g，栀子10g，薄荷10g，桔梗10g，牡丹皮10g，桑白皮10g，地骨皮10g，炒莱菔子10g，鸡内金10g，甘草6g，3剂愈。

鼻出血

肺胃郁热，灼伤血络

何某，女，9岁。1999年8月10日。鼻出血2次。伴心烦，舌红，苔黄厚、花剥，脉细。证属肺胃郁热，灼伤血络。处方：生地10g，沙参 10g，陈皮 10g，黄芩 10g，黄连 6g，炒莱菔子 10g，茯苓 6g，牡丹皮 10g，栀子 6g，枇杷叶 10g，甘草 6g，白茅根 20g，3 剂愈。

感冒

风热感冒

刘某，女，1 岁 7 个月。1998 年 3 月 26 日。发热咳嗽 2 天，伴流涕痰鸣纳呆，体温 37.5℃，咽红、双肺呼吸音粗，舌红、苔薄黄，证属风热，处方：金银花 10g，连翘 6g，大青叶 15g，桔梗 10g，杏仁 6g，黄芩 6g，栀子 6g，生石膏 15g，薄荷 10g，荆芥 6g，豆豉 6g，青蒿 10g，牛蒡子 6g，竹叶 6g，甘草 4g，2 剂愈。

风热客咽

刘某，女，4 岁。1999 年 2 月 26 日。发热 3 天。初起体温 38.5℃，已用抗生素及退热剂治疗，现夜间高热，体温 39.5℃，纳好，大便干。往有扁桃体炎史。查咽红、双肺呼吸音粗、脉浮数。证属风热，治宜清热利咽。处方：金银花 20g，连翘 10g，薄荷 10g，柴胡 10g，炒牛蒡子 10g，生石膏 30g，青蒿 10g，竹叶 6g，杏仁 6g，大青叶 20g，百部 6g，黄芩 10g，牡丹皮 10g，甘草 6g，3 剂愈。

风热伤阴

周某，女，8 岁。1998 年 8 月 28 日。发热 4 天，来诊前已用琥乙红霉素片（利君沙）、双黄连、复方锌布颗粒（臣功再欣）等。现五心烦热、小便量少色深。既往有心肌炎病史。查体温 36.9℃，咽红、扁桃体Ⅱ度肿大、双肺呼吸音粗、心率 144 次／分、舌红苔薄黄、脉细数。证属风热伤阴。处方：大青叶 20g，连翘 10g，金银花 15g，白薇 10g，黄芩 10g，青蒿 10g，秦艽 6g，陈皮 10g，柴胡 10g，竹叶 6g，薄荷 10g，桔梗 6g，鱼腥草 10g，甘草 4g，3 剂愈。

风热夹惊

姚某，女，4岁6个月。1999年2月11日。发热2天，伴鼻塞咳嗽。既往有心肌炎及高热惊厥史。体温39.2℃，咽红、双肺呼吸音粗，脉细数，舌红苔薄黄。处方：金银花15g，连翘10g，荆芥6g，薄荷10g，生石膏20g，杏仁6g，牡丹皮10g，黄芩10g，板蓝根20g，浙贝母10g，天竺黄10g，钩藤10g，青蒿10g，秦艽6g，甘草6g，3剂愈。

食火外感

郭某，男，3岁。1997年3月6日。流涕咳嗽2天，伴咽痛咯痰，纳呆腹胀，大便干结。咽红，扁桃体Ⅱ度肿大，双肺呼吸音粗，心率132次/分，舌红苔黄厚，脉滑数。证属食火外感。处方：金银花15g，连翘10g，杏仁6g，桔梗10g，大青叶15g，枇杷叶6g，黄芩6g，黄连6g，炒莱菔子10g，白豆蔻6g，百部6g，浙贝母10g，天竺黄6g，甘草3g，白扁豆10g，3剂愈。

食积外感

王某，男，4岁。1999年3月26日。发热2天。初起发热，体温38.6℃，伴恶心呕吐1次，为食物，量不多，已用银翘片等。现症如上，查咽红、双肺呼吸音粗、心率120次/分，舌红苔黄厚腻，脉滑数。证属食积外感。处方：金银花15g，连翘10g，板蓝根15g，牛蒡子10g，桔梗6g，青蒿10g，竹叶6g，生石膏20g，竹茹6g，枇杷叶10g，杏仁6g，荆芥6g，薄荷10g，黄芩6g，陈皮6g，黄连4g，甘草4g，3剂愈。

食积化热

刘某，男，5岁6个月。1999年8月2日。嚏涕、口味重浊3天。纳好、大便干、不发热。咽红，双肺呼吸音粗，舌红苔黄厚，脉滑。证属食积化热。处方：藿香10g，连翘10g，薄荷10g，竹叶6g，生石膏20g，黄连6g，炒莱菔子10g，槟榔6g，陈皮10g，蒲公英10g，鸡内金10g，甘草6g，2剂愈。

积滞化热，外感湿热

苏某，女，10 岁。1999 年 8 月 12 日。发热 2 天，伴腹胀、大便稀、日一行。咽红，扁桃体Ⅱ度肿大，双肺呼吸音粗，心率 156 次 / 分，舌红苔黄中厚，脉滑数。证属积滞化热、外感湿热。处方：金银花 20g，连翘 10g，板蓝根 20g，藿香 10g，香薷 6g，薄荷 10g，青蒿 10g，秦艽 6g，桔梗 10g，生石膏 20g，柴胡 10g，牡丹皮 10g，黄芩 10g，甘草 6g，3 剂愈。

食积滞脾外感

米某，女，8 岁。1999 年 3 月 26 日。嚏涕、呕吐 2 小时。晨起始恶心呕吐，为食物，量不多，嚏涕、头痛、神疲乏力，查体温 36.3℃，咽微红，双肺呼吸音粗，心率 108 次 / 分，舌红苔白脉滑。证属食积外感。处方：陈皮 10g，半夏 6g，茯苓 6g，黄芩 10g，黄连 6g，木香 6g，鸡内金 10g，槟榔 6g，焦山楂 10g，枳壳 6g，甘草 4g，白豆蔻 6g，白扁豆 10g，3 剂愈。

食积气滞外感

米某，男，4 岁。1999 年 3 月 26 日。嚏涕咳嗽伴腹痛 3 天。不发热，咽红、双肺呼吸音粗，心率不快，腹软，无压痛，脐周叩鼓，舌红苔黄厚，脉滑。证属食积外感。处方：苍术 6g，陈皮 10g，茯苓 6g，黄连 6g，木香 4g，延胡索 6g，砂仁 6g，白扁豆 10g，槟榔 6g，焦山楂 10g，白芍 6g，甘草 4g，3 剂愈。

感冒夹痰

田某，女，7 岁。1998 年 2 月 7 日。流涕咳嗽 3 天。咳嗽有痰，量少色黄，大便干，纳好。咽红，双肺呼吸音粗，有痰鸣音，舌红，苔黄厚。证属肠胃积热、感冒夹痰。处方：金银花 15g，连翘 10g，黄芩 10g，炙麻黄 4g，杏仁 4g，生石膏 20g，川贝母 10g，瓜蒌 20g，桔梗 10g，蒲公英 10g，薄荷 10g，甘草 4g，芦根 10g，百部 9g，3 剂愈。

风热夹痰

薛某，男，4岁。1998年6月1日。发热咳嗽3天，已用抗生素、退热剂等，现低热、咳嗽较著，喉中痰鸣，食欲不振，大便偏干。咽红、双肺呼吸音粗、有痰鸣音，舌红苔白厚，脉数。证属感冒风热夹痰。处方：金银花15g，连翘10g，柴胡10g，薄荷10g，炙麻黄3g，生石膏20g，杏仁6g，桔梗10g，炒莱菔子10g，黄芩10g，牡丹皮10g，青蒿10g，浙贝母10g，板蓝根20g，甘草4g，水煎服。

3剂后，热退、咳轻、痰少，苔白厚，脉滑数，1998年6月4日。处方：炙麻黄3g，生石膏15g，杏仁6g，桔梗10g，大青叶10g，陈皮6g，半夏6g，川贝母10g，黄芩6g，前胡10g，白豆蔻6g，白扁豆10g，甘草4g，又3剂愈。

湿热灼阴

徐某，女，8岁。1998年6月4日。发热5天，午后热著，体温38℃左右，轻咳、咽痛，查咽红，双肺呼吸音粗，心率稍快，脉濡数。证属湿热外感。处方：金银花15g，连翘10g，青蒿10g，薄荷10g，柴胡10g，生石膏20g，黄芩10g，白薇10g，牡丹皮10g，大青叶20g，板蓝根20g，菖蒲6g，郁金10g，甘草6g，3剂愈。

湿热外感痰食

汤某，男，12岁。1999年8月12日。嚏涕、鼻塞3天。舌红苔薄黄，脉濡，证属湿热外感。处方：桑叶10g，菊花10g，板蓝根20g，藿香10g，薄荷10g，炒莱菔子10g，枇杷叶10g，金银花10g，黄芩10g，栀子10g，苏叶10g，白扁豆10g，天竺黄10g，浙贝母10g，桔梗10g，甘草6g，3剂愈。

湿热外感肝旺

陈某，男，5个月。1999年7月30日。发热4天。初起高热，体温39℃，持续至今，已查血象在正常范围，现仍高热、轻咳、痰少，咽红、双肺呼吸音粗、舌红苔黄腻，指纹紫达气关。证属湿热外感。处方：金银花 10g，连翘 4g，菖蒲 6g，郁金 6g，黄芩 4g，牡丹皮 4g，桔梗 4g，板蓝根 10g，赤芍 4g，黄连 4g，藿香 6g，薄荷 6g，甘草 4g，羚羊角粉 1g（冲服），3 剂愈。

湿热感冒

王某，女，5 岁 4 个月。1999 年 7 月 3 日。发热 4 天，初起高热，体温 39℃，已用先锋霉素 V、穿琥宁、安痛定等治疗至今，现仍高热气粗，纳尚好，涕嚏，不咳。咽红，双肺呼吸音粗，心率 144 次／分，舌红苔黄腻，脉濡数。证属湿热感冒。处方：金银花 20g，连翘 10g，板蓝根 20g，桔梗 10g，黄芩 6g，牡丹皮 6g，黄连 6g，白扁豆 10g，荆芥 6g，柴胡 10g，菖蒲 6g，郁金 6g，甘草 6g，羚羊角粉 1g（冲服），3 剂愈。

湿热郁阻

杨某，女，2 岁。1999 年 8 月 12 日。发热 6 天。初起发热体温 39℃，不吐不泻，不咳不涕，咽微痛，已在交通医院予青霉素、丁胺卡那霉素等治疗至今，现低热，体温 37 ~ 37.5℃，午后热著，纳尚好，神疲。咽红，双肺呼吸音粗，心率稍快，舌红苔黄腻，脉滑数。证属湿热郁阻。处方：金银花 15g，连翘 10g，桔梗 10g，杏仁 6g，黄芩 6g，青蒿 10g，秦艽 6g，白薇 10g，菖蒲 6g，郁金 6g，栀子 6g，牡丹皮 6g，柴胡 6g，甘草 6g，羚羊角粉 1g（冲服），3 剂愈。

湿热蒙窍

杨晨，女，2 岁 6 个月。1999 年 8 月 12 日。发热 3 天，初起发热（体温 38.9℃），惊厥抽搐，在省某医院查血象不高，诊为急性呼吸道感染、高热惊厥，予安痛定、鲁米那钠肌注，先锋霉素 V、利巴韦林、地塞米松等静滴至今。现仍热，神疲，纳尚好，嚏涕。咽红、双肺呼吸音粗，心率 144 次／分，舌红苔黄厚腻，脉滑数。证属湿热蒙窍。处方：羚羊角粉 0.5g（冲服），大青叶 15g，金银花 15g，连翘 10g，黄芩 10g，栀子 6g，柴胡 6g，郁金 6g，菖蒲 6g，生石膏 20g，钩藤 10g，僵蚕 10g，竹叶 6g，荆芥 6g，薄荷 10g，牡丹皮 10g，甘草 6g，3 剂愈。

反复呼吸道感染

痰热未尽，复感时邪

许某，男，7 岁。1999 年 1 月 11 日。反复咳嗽 4 个月，初起咳嗽、嚏涕、低热、太息，曾在省某医院查血常规、心肌酶谱、胸透等未见异常，予中西药物治疗后症状可减轻，不久又发热、嚏涕、咳嗽、太息，如此反复发作，现仍咳嗽、痰少、太息，入夜及晨起时阵咳较著。咽红、双肺呼吸音粗，有少许痰鸣音，心率稍快，律尚整，心音有力，舌红苔黄厚，脉滑。证属痰热未尽，复感时邪。处方：桑叶 10g，连翘 10g，黄芩 10g，炒莱菔子 10g，百部 9g，陈皮 10g，前胡 10g，紫菀 10g，生石膏 20g，杏仁 6g，槟榔 6g，甘草 4g，薄荷 10g，川贝母 10g。

3 剂后症状减轻，轻咳痰少，寐安，纳差。双肺呼吸音粗，苔黄厚，脉滑。处方：炙麻黄 4g，杏仁 6g，生石膏 20g，浙贝母 10g，连翘 10g，蒲公英 10g，紫菀 10g，百部 10g，桔梗 10g，前胡 10g，陈皮 10g，瓜蒌 20g，葶苈子 10g，甘草 4g，又 3 剂愈。

咽炎

食火痰毒

秦某，男，13 岁。1999 年 3 月 5 日。咽痒恶心 6 个月，初起发热咽痛，涕嚏，在某医院用抗生素等后症状减轻，仍咽痒，晨起恶心，曾在多家医院用中西药物治疗，症状无明显改善。现晨起咽痒，恶心，轻咳痰少，咽中如有物梗阻，夜寐打鼾，纳好，偏嗜辛辣肥甘，大便偏干。查体见形态丰满，咽红，扁桃体 Ⅱ 度肿大，咽后壁淋巴滤泡增生如黄豆大小，充血较著，颌下淋巴结肿大如花生米大小，无明显压痛，双肺呼吸音粗，心率 96 次 / 分，舌红苔黄厚腻，脉滑数。证属食火痰毒，蕴结咽喉。处方：

板蓝根 20g，大青叶 20g，金银花 20g，连翘 10g，黄芩 10g，栀子 6g，柴胡 10g，马勃 6g，桔梗 10g，赤芍 10g，木蝴蝶 6g，牡丹皮 10g，鸡内金 10g，甘草 6g，4 剂。

1999 年 3 月 12 日。复诊，症状减轻，已无梗阻感，恶心减轻，仍有咽痒。舌红，苔黄厚中花剥。处方：玄参 10g，板蓝根 20g，桔梗 10g，赤芍 10g，牡丹皮 10g，蝉蜕 10g，木蝴蝶 6g，黄芩 10g，天竺黄 10g，浙贝母 10g，杏仁 6g，甘草 4g。

4 剂后仍有咽干，晨重，大便偏干。舌红苔少。上方加桃仁 6g，穿山甲 4g。6 剂愈。

痰热伤津

盛某，男，5 岁。1999 年 7 月 7 日。咽痒咳嗽 7 天，初起发热，体温 37.8℃，用抗生素、退热剂等后热退，现咽痒咳嗽，痰少，纳呆，大便偏干。咽红，咽后壁淋巴滤泡增生如米粒大小，舌红苔黄厚。证属痰热伤津。处方：玄参 10g，板蓝根 15g，桑白皮 10g，地骨皮 10g，黄芩 10g，赤芍 6g，牡丹皮 6g，蝉蜕 10g，桔梗 10g，百部 10g，杏仁 6g，僵蚕 10g，甘草 6g，连翘 10g。

7 剂后症状减轻，轻咳，纳增，舌红苔黄厚尖剥。处方：板蓝根 20g，桔梗 10g，黄芩 10g，赤芍 10g，木蝴蝶 6g，大青叶 15g，柴胡 6g，锦灯笼 6g，蝉蜕 6g，生石膏 30g，黄连 4g，陈皮 4g，杏仁 6g，甘草 4g，枇杷叶 10g。3 剂后症状消失。

风热夹痰

冉某，男，5 岁。1999 年 4 月 23 日。咳嗽、音嘶 2 天，嚏涕，阵咳，痰多。咽红，扁桃体Ⅱ度肿大，双肺呼吸音粗，舌红苔黄厚，脉滑。证属风热夹痰。处方：玄参 10g，板蓝根 20g，黄芩 10g，牛蒡子 10g，桔梗 10g，连翘 10g，菊花 10g，薄荷 10g，瓜蒌 20g，蝉蜕 6g，锦灯笼 6g，牡丹皮 10g，枇杷叶 10g，栀子 6g，甘草 4g。

3 剂后咳轻，痰少，音嘶轻，上方去薄荷，加杏仁 6g。又 3 剂愈。

痰热喉痹

王某,男,13岁。1999年2月5日。咳嗽5天,已用中西药等药物治疗,现咽痒阵咳痰多,涕浊。咽后壁淋巴滤泡增生,舌红苔黄厚。证属痰热喉痹。处方:板蓝根20g,玄参10g,桔梗10g,杏仁10g,桑白皮10g,地骨皮10g,黄芩10g,枇杷叶10g,川贝母10g,百部10g,马勃6g,天竺黄10g,甘草4g,瓜蒌20g。

3剂后痰少,咳轻,纳好,寐安,大便偏稀,上方加车前子10g,牡丹皮6g。又3剂后轻咳无痰,上方继服2剂。

肺热喉痹

谭某,女,10岁。1999年2月25日。咳嗽15天,咽痒不适,纳好,大便干。咽红,咽后壁淋巴滤泡增生,双肺呼吸音粗,舌红,苔少,脉细。证属肺热喉痹。处方:沙参10g,枇杷叶10g,麦冬6g,桔梗10g,杏仁6g,百部10g,黄芩10g,瓜蒌20g,板蓝根20g,马勃6g,木蝴蝶6g,桑白皮10g,地骨皮10g,甘草4g。3剂愈。

扁桃体炎

风热乳蛾

周某,女,5岁。1999年1月29日。发热2天,咽部不适,不涕不咳,不吐不泻,已用阿司匹林(巴米尔)、感冒合剂等,现体温36.5℃,咽红,扁桃体Ⅱ度肿大,充血较著,双肺呼吸音粗,心率132次/分,舌红苔黄厚,脉滑数。证属风热乳蛾。处方:板蓝根20g,大青叶20g,金银花20g,连翘10g,黄芩10g,荆芥10g,柴胡10g,牡丹皮10g,生石膏20g,桔梗10g,锦灯笼6g,甘草6g,马勃6g。3剂愈。

食火外感乳蛾

张某,女,8岁。1999年5月28日。发热咽痛2天,伴鼻出血1次。

平素偏嗜肉食肥甘，经常鼻出血，曾在某医院查血常规、出凝血时间等都在正常范围。现咽红，扁桃体Ⅱ度肿大，充血较著，双肺呼吸音粗，心率稍快，舌红苔黄厚，脉滑。证属食火外感乳蛾。处方：大青叶20g，板蓝根20g，金银花20g，连翘10g，青蒿10g，黄芩10g，栀子6g，牡丹皮10g，玄参10g，薄荷10g，生石膏30g，锦灯笼6g，牛蒡子10g，桔梗10g，甘草4g。3剂愈。

湿热乳蛾

张某，女，5岁6个月。1999年7月8日。发热咽痛3天，已用吡哌酸等，现仍低热，咽痛，纳少。体温37.4℃，咽红，扁桃体Ⅱ度肿大，双肺呼吸音粗，心率稍快，舌红苔薄黄腻，脉滑数。证属湿热乳蛾。处方：菖蒲、郁金、金银花、连翘、板蓝根、黄芩、黄连、青蒿、柴胡。取免煎颗粒各1包，水冲服。3剂后，症状减轻，仍咽部不适，舌红苔稍黄，脉滑。上方继用3剂愈。

热毒乳蛾

牛某，女，9岁。1999年8月5日。发热2天，已用退热剂等，现仍发热咽痛，不涕不咳，纳少，大便干。体温36.8℃，咽红，扁桃体Ⅲ度肿大，双肺呼吸音粗，心率132次／分，舌红苔黄厚，脉滑数。证属热毒乳蛾。处方：金银花15g，连翘10g，薄荷10g，荆芥10g，柴胡10g，黄芩10g，栀子6g，生石膏20g，牡丹皮10g，板蓝根20g，锦灯笼6g，青蒿10g，甘草3g。3剂愈。

湿热蕴毒

侯某，女，5岁。1999年8月12日。发热咽痛2天，初起发热体温39℃左右，涕少，鼻塞，咽痛，头痛，项背不适，呕吐1次，为食物，量不多，已在某医院予青霉素等静滴治疗1次，现仍发热咽痛，不吐，不涕。体温38.3℃，咽红，扁桃体Ⅱ度肿大，双肺呼吸音粗，心率132次／分，律尚齐，舌红苔黄厚腻，舌乳头增生，舌尖红赤，脉滑数。证属湿热蕴毒乳蛾。处方：大青叶 20g，板蓝根 20g，桔梗 10g，金银花 20g，马勃 6g，锦灯笼 10g，黄芩 10g，薄荷 10g，荆芥 6g，山豆根 6g，牛蒡子 10g，生石膏 20g，牡丹皮 10g，柴胡 10g，甘草 4g。3 剂愈。

风热咳嗽

风热外感

马某，男，5 岁。1998 年 3 月 9 日。涕咳 3 天，阵咳痰少，涕浊，不热，咽微痛，大便偏干。咽红，双肺呼吸音粗，心率不快，舌红苔薄黄，脉浮。证属风热咳嗽。处方：桑叶 10g，连翘 10g，菊花 10g，薄荷 10g，黄芩 10g，桔梗 10g，竹叶 6g，杏仁 10g，百部 10g，前胡 10g，板蓝根 20g，石膏 20g，甘草 6g。3 剂愈。

风热夹痰

赵某，女，4 岁。1999 年 8 月 3 日。咳嗽、痰鸣 3 天，已用抗生素、止咳剂等，现咳嗽较著，痰多，嚏涕，咽痛，大便干。咽红，双肺呼吸音粗，有散在痰鸣音，心率不快，舌红苔薄黄，脉浮滑。证属风热咳嗽。处方：金银花 15g，连翘 10g，黄芩 10g，板蓝根 20g，炙麻黄 3g，生石膏 20g，杏仁 6g，枇杷叶 10g，百部 10g，牡丹皮 10g，地骨皮 10g，川贝母 10g，天竺黄 10g，甘草 4g。

3 剂后，咳轻，痰少，大便干，舌红，苔黄厚。处方：板蓝根 20g，桑白皮 10g，地骨皮 10g，黄芩 10g，枳壳 6g，玄参 10g，薄荷 10g，炙麻黄 3g，生石膏 20g，瓜蒌 20g，杏仁 6g，百部 10g，锦灯笼 6g，甘草 4g。

3 剂后，晨阵咳，痰少，音不嘶，纳好，大便干。双肺呼吸音清，舌红苔黄花剥，脉细滑。处方：桑白皮 10g，地骨皮 10g，陈皮 10g，瓜蒌 20g，赤芍 6g，牡丹皮 10g，桃仁 6g，百部 10g，炒莱菔子 10g，枇杷叶 10g，黄芩 6g，黄连 4g，川贝母 10g，甘草 4g。3 剂愈。

食积外感，热灼血络

赵某，男，5岁。1999年2月4日。咳嗽2天，咽痛，嚏涕，涕中带血，痰少，不热，纳好，二便如常，已用甘草片等。现咳嗽较著，余同上。舌红苔白厚，脉滑。证属食积外感，热灼血络。处方：金银花15g，板蓝根20g，桔梗10g，黄芩10g，薄荷10g，杏仁6g，马勃6g，栀子6g，白茅根20g，生石膏20g，百部10g，连翘10g，枇杷叶10g，甘草4g。

3剂后，涕少，晨阵咳，痰少，大便干，舌红苔黄厚，脉滑。处方：炙麻黄4g，生石膏20g，杏仁6g，陈皮10g，瓜蒌20g，白茅根20g，芦根10g，桔梗10g，前胡10g，黄芩10g，炒莱菔子10g，百部10g，桑白皮10g，甘草6g，川贝母10g。3剂愈。

食火痰热

郭某某，女，3岁。2000年3月27日。咳嗽10天。已用抗生素及止咳剂等。现仍咳嗽夜重，痰少，不涕，夜汗多，纳尚好，大便干，二日一行。咽红，双肺呼吸音粗，有散在痰鸣音，心率稍快，120次/分，舌红苔黄中厚，脉滑。证属食火痰热咳嗽。处方：炙麻黄4g，生石膏20g，杏仁6g，莱菔子10g，桑白皮10g，地骨皮10g，川贝母10g，葶苈子10g，瓜蒌15g，百部6g，陈皮10g，茯苓6g，枇杷叶10g，甘草6g。

3剂后，寐安，晨阵咳，纳少，大便干，日一行。双肺偶有少许痰鸣音，舌红苔白中厚，脉细滑。上方加黄芩6g，白豆蔻6g。3剂愈。

痰热

容某，男，8岁。2000年3月28日。咳嗽5天，已用琥乙红霉素及止咳剂等。现仍咳嗽阵作，痰黄成块，低热，涕嚏鼻塞，纳呆，大便干，寐欠安。体温37.2℃，咽红双肺呼吸音粗，有散在痰鸣音，心率132次/分，舌红苔黄厚，脉滑数。证属痰热咳嗽。处方：炙麻黄5g，生石膏20g，杏仁6g，大青叶20g，金银花10g，葶苈子10g，百部10g，炒莱菔子10g，瓜蒌20g，川贝母10g，桑白皮10g，牡丹皮10g，枳壳10g，炒苏子10g，甘草6g。

3 剂后，不热，痰少，晨阵咳，涕少，鼻塞，纳好，大便不干，寐安。双肺少许痰鸣音，心率不快，舌红苔黄稍厚，脉滑。上方去炒莱菔子，加陈皮 10g，枇杷叶 10g。3 剂愈。

痰热夹惊

沈某，男，1 岁 2 个月。1999 年 7 月 22 日。咳嗽 3 天，初起发热咳嗽，涕嚏鼻塞，已用阿莫西林、复方锌布颗粒等。现仍阵咳痰鸣，哭啼易醒，寐欠安，涕嚏鼻塞，纳少，大便不干。往有新生儿肺炎史。咽红，双肺呼吸音粗，有散在痰鸣音，心率不快，舌红苔白厚，指纹青达气关。证属痰热夹惊咳嗽。处方：炙麻黄 3g，杏仁 6g，桔梗 6g，生石膏 20g，黄芩 6g，百部 6g，桑白皮 10g，地骨皮 6g，枇杷叶 10g，连翘 6g，天竺黄 6g，川贝母 6g，炒苏子 6g，陈皮 6g，葶苈子 6g，甘草 4g。3 剂愈。

肝火犯肺

商某，女，5 岁。1999 年 6 月 29 日。咳嗽烦躁 3 天，初起发热，咳嗽，痰少，嚏涕，已用罗红霉素、双黄连等，现仍低热，阵咳，痰鸣，烦躁，咬人撕物，纳呆，大便干。体温 37.5℃，咽红，双肺散在痰鸣音，心率 132 次 / 分，舌红苔黄厚，脉弦数。胸片示间质性肺炎。证属肝火犯肺咳嗽。处方：夏枯草 6g，黄芩 10g，栀子 6g，柴胡 6g，车前子 10g，桔梗 10g，炙麻黄 4g，生石膏 24g，杏仁 6g，枳壳 6g，厚朴 6g，葶苈子 6g，枇杷叶 10g，甘草 6g。

3 剂后，寐安，不烦，不热，咳轻，痰少，大便干，上方加瓜蒌 20g。3 剂愈。

肝火犯肺扰神

柴某，女，4 岁 8 个月。1999 年 8 月 13 日。咳嗽 15 天，已用先锋霉素、丁胺卡那霉素等治疗，现仍阵咳痰少，咽痒，时嚏，寐欠安，纳少，大便干。咽红，双肺呼吸音粗，有散在痰鸣音，心率 132 次 / 分，舌红苔黄厚，脉弦滑。查血常规示正常范围，胸片示支气管炎。证属肝火犯肺扰神咳嗽。

处方：炙麻黄 3g，生石膏 15g，杏仁 6g，炒莱菔子 10g，板蓝根 20g，桔梗 10g，钩藤 10g，夏枯草 10g，百部 10g，旋覆花 6g，代赭石 10g，川贝母 10g，瓜蒌 15g，甘草 6g。3 剂愈。

肺热伤津

张某，男，7 岁。1999 年 4 月 22 日。咳嗽夜汗 20 天，曾在某医院就医，胸片示支气管肺炎，已用抗生素及止咳剂等，现咳嗽减轻，痰少，晨阵咳，夜汗多，活动后咳嗽加重，汗多，纳尚好，二便如常。面色淡，咽微红，扁桃体Ⅱ度肿大，充血不明显，咽后壁淋巴滤泡增生，双肺呼吸音粗，心率 96 次／分，律尚齐，舌淡红，苔黄厚花剥，脉滑细。证属肺热伤津咳嗽。处方：桑白皮 10g，地骨皮 10g，知母 10g，川贝母 10g，黄芩 10g，牡丹皮 10g，百部 10g，枇杷叶 10g，白茅根 20g，板蓝根 20g，炒白果 6g，桔梗 10g，沙参 10g，甘草 6g。6 剂愈。

肺热积滞伤津

杨某，男，4 岁。1999 年 7 月 12 日。咳嗽 2 个月，曾拍胸片示支气管炎，已用多种中西药物治疗，现阵咳，痰少，涕浊，纳尚好，大便干。咽红，双肺呼吸音粗，舌红苔少花剥，脉细滑。证属肺热积滞伤津咳嗽。处方：桑白皮 10g，地骨皮 10g，连翘 10g，金银花 15g，炙麻黄 3g，生石膏 20g，杏仁 6g，胡黄连 6g，瓜蒌 20g，黄芩 10g，川贝母 10g，炒莱菔子 10g，知母 10g，甘草 6g。

3 剂后，无涕，咳轻，痰少，纳增，大便不干，双肺呼吸音粗，舌红苔少，脉细滑。上方加白茅根 20g。3 剂愈。

肺热伤津血热

徐某，男，12 岁。1999 年 5 月 20 日。咳嗽 10 天，已用中西药物治疗，现仍咽痛，晨阵咳，痰少，纳尚好，二便如常，寐安，偶有鼻出血。咽红，扁桃体Ⅱ度肿大，双肺呼吸音粗，有少许痰鸣音，心率不快，舌红苔少而花剥，脉细滑。证属肺热伤津血热咳嗽。处方：桑白皮 10g，地骨皮 10g，黄芩 10g，桔梗 10g，连翘 10g，薄荷 10g，板蓝根 20g，生石膏 20g，蝉蜕 10g，牡丹皮 10g，马勃 6g，白茅根 20g，百部 10g，甘草 4g。3 剂愈。

痰阻气逆

党某，女，3 岁。1997 年 7 月 11 日。咳嗽 15 天，已用中西药物治疗，现仍咳嗽，痰多，咳甚则吐，纳呆，腹胀，大便不干。咽红，双肺呼吸音粗，有散在痰鸣音，舌红苔黄厚腻，脉滑。证属痰阻气逆咳嗽。处方：桑白皮 10g，地骨皮 10g，夏枯草 10g，黄芩 6g，杏仁 10g，枇杷叶 10g，炒莱菔子 10g，百部 10g，旋覆花 6g，代赭石 10g，陈皮 10g，川贝母 10g，甘草 6g。

3 剂后，咳轻痰少，纳好，寐安。舌红苔稍厚，脉细。上方加桔梗 6g。3 剂愈。

痰热积滞耗气

刘某，女，5 岁。1999 年 4 月 27 日。咳嗽 10 天，已用青霉素、氨苄青霉素等 5 天，现仍咳嗽痰少，无涕，纳少，大便不干，寐安。咽微红，双肺呼吸音粗，舌红苔白厚，脉细滑。证属痰热积滞耗气咳嗽。处方：炙麻黄 4g，生石膏 20g，杏仁 6g，桔梗 10g，炒莱菔子 10g，川贝母 10g，黄芩 10g，赤芍 10g，炒白果 6g，薏苡仁 10g，白茅根 20g，地骨皮 10g，百部 10g，甘草 4g。3 剂愈。

痰热耗气伤阴

金某，男，5 岁。1998 年 12 月 10 日。咳嗽 2 个月，曾予多种中西药物治疗，现仍咳嗽晨重，痰少微喘，活动后咳喘加重，纳尚好，寐欠安，大便不干。咽微红，双肺呼吸音粗，心率不快，舌淡红，苔白，脉细滑。证属痰热耗气伤阴。处方：沙参 10g，桔梗 10g，桑白皮 10g，地骨皮 10g，百部 10g，川贝母 10g，陈皮 10g，枇杷叶 10g，瓜蒌 20g，黄芩 10g，牡丹皮 10g，桃仁 6g，赤芍 6g，炒白果 6g，甘草 4g。

3 剂后咳轻，痰少，纳增，大便稀，日一行，寐安。舌红苔少，脉细滑。处方：炙麻黄 4g，石膏 15g，杏仁 6g，赤芍 6g，五味子 10g，川贝母 10g，知母 10g，炒白果 6g，枇杷叶 10g，葶苈子 10g，桔梗 10g，甘草 6g，厚朴 6g，百部 10g，黄芩 10g。3 剂愈。

脾虚痰湿咳嗽

屠某，男，8 岁。1999 年 2 月 6 日。咳嗽痰鸣 14 天，已用中西药物治疗，现仍阵咳，痰鸣，痰多色白，涕嚏，纳尚好，大便不干，汗多，活动后加重。咽微红，双肺呼吸音粗，心率不快，舌淡红，苔白厚，脉滑。证属脾虚痰湿咳嗽。处方：炒白术 6g，陈皮 10g，半夏 6g，茯苓 6g，黄芩 10g，麻黄根 10g，杏仁 6g，桔梗 10g，川贝母 10g，炒莱菔子 10g，枇杷叶 10g，百部 10g，甘草 4g。3 剂愈。

痰热未尽，复感外邪

李某，女，5 岁。1999 年 1 月 29 日。反复咳嗽月余，已用中西药物治疗，现又嚏涕，咳嗽较著，咽部不适，痰少，不热，纳少，大便偏干，寐欠安。咽红，双肺散在痰鸣音，心率 120 次／分，舌淡红，苔白稍厚，脉浮滑。证属痰热未尽，复感外邪咳嗽。治宜外散表邪，内清痰热。处方：炙麻黄 4g，杏仁 6g，生石膏 15g，前胡 10g，紫菀 10g，百部 10g，陈皮 10g，瓜蒌 20g，马勃 6g，黄芩 10g，枇杷叶 10g，板蓝根 20g，葶苈子 10g，甘草 4g。3 剂愈。

湿热咳嗽

湿热外感

赵某，男，3 岁。1999 年 6 月 15 日。发热咳嗽 10 天，初起，发热，体温 39.5℃，咳嗽音嘶，涕嚏，不吐不泻，在某医院查血象偏高，已用青霉素等治疗，症状减轻，现仍低热，每日 9～18 时发热，体温 37.3℃左右，阵咳，痰少，纳少，大便不干，寐欠安。咽红，扁桃体Ⅱ度肿大，充血较著，双肺少许痰鸣音，心率 120 次／分，律尚整，舌红苔黄厚，脉滑数。胸片示双肺纹理增重，结构紊乱，心膈正常。诊断：支气管炎。证属湿热外感咳嗽。治宜清化湿热，宣肺止咳。处方：大青叶 20g，青蒿 10g，金银花 10g，柴胡 6g，黄芩 10g，牡丹皮 10g，炙麻黄 3g，生石膏 20g，杏仁 6g，炒莱菔子 10g，枇杷叶 10g，菖蒲 6g，郁金 6g，川贝母 10g，甘草 6g。3 剂愈。

湿热阻肺，外感时邪

李某，男，3 岁 6 个月。1999 年 3 月 8 日。反复咳嗽音嘶 15 天，已在某医院拍胸片示支气管炎，予青霉素、先锋霉素等静滴治疗，症状减轻，3 日前又嚏涕，咳嗽较著，音嘶痰鸣，纳呆呕吐，大便不干，寐欠安。咽红，双肺少许痰鸣音，心率不快，舌红苔薄黄腻，脉滑。诊断：急性喉炎支气管炎。证属湿热阻肺，复感时邪咳嗽。处方：炙麻黄 4g，生石膏 20g，杏仁 6g，桔梗 10g，陈皮 10g，半夏 6g，冬瓜仁 20g，薏苡仁 15g，川贝母 10g，车前子 10g，浙贝母 10g，百部 10g，葶苈子 10g，甘草 4g。3 剂愈。

湿热并重

刘某，女，10 岁。1997 年 7 月 31 日。咳嗽 6 天，初起咳嗽，吐泻，嚏涕，发热，已用青霉素、利巴韦林等治疗至今，现仍低热，咳嗽，痰鸣，痰黄量多，不吐不泻，手足心热，烦躁不安，寐欠安。体温 37.3℃，咽红，双肺散在痰鸣音，心率 108 次/分，舌红苔黄厚腻，脉滑有力。诊断：支气管炎。证属湿热并重咳嗽。处方：黄芩 10g，黄连 10g，陈皮 10g，半夏 10g，车前子 10g，桃仁 10g，川贝母 10g，桑白皮 10g，藿香 10g，杏仁 10g，薏苡仁 10g，冬瓜仁 15g，板蓝根 10g，瓜蒌 15g。4 剂愈。

食积湿热

周某，男，6 岁 6 个月。1999 年 7 月 26 日。纳呆咳嗽 7 天，初起高热，体温 39℃左右，咳嗽痰少，涕嚏，咽痛，已在省立医院予磷霉素钠等静滴治疗至今，现仍咳嗽，不热，痰多，纳呆，不涕，不吐，不泻，时有腹痛，寐欠安。咽红，双肺散在痰鸣音，心率不快，腹软，无压痛，舌红，苔黄厚腻，脉滑。诊断：支气管炎。证属湿热食积咳嗽。处方：陈皮 10g，茯苓 6g，黄芩 10g，黄连 6g，炒莱菔子 10g，槟榔 6g，焦山楂 10g，炒麦芽 10g，车前子 10g，冬瓜仁 20g，薏苡仁 20g，藿香 10g，滑石 20g，瓜蒌 20g，甘草 4g。

3 剂后，咳轻痰少，纳增，仍有腹痛，不涕不吐不泻，舌红苔黄花剥，脉细滑。上方去茯苓，加白豆蔻 10g，厚朴 10g。3 剂愈。

湿热阻肺

于某，女，2 个月 15 天。1998 年 6 月 4 日。咳嗽痰鸣 1 个月，已在某儿童医院拍胸片示支气管炎，已用中西药物治疗至今，现仍咳嗽痰鸣，鼻塞嚏涕，纳少便稀，寐欠安。咽微红，双肺呼吸音粗，心率不快，舌淡红，苔白厚腻，脉滑。证属湿热阻肺咳嗽。处方：陈皮 4g，茯苓 4g，半夏 4g，川贝母 4g，浙贝母 4g，藿香 6g，车前子 6g，冬瓜仁 4g，薏苡仁 10g，黄连 4g，白豆蔻 4g，枇杷叶 4g，桔梗 4g，甘草 3g。3 剂愈。

湿热脾虚

赵某，女，3 岁。1999 年 4 月 20 日。咳嗽 1 个月，已在某医院经多种中西药物治疗至今，现仍轻咳痰少，纳呆，寐欠安，大便偏干，不吐，不涕。咽红，双肺呼吸音粗，心率不快，舌红苔黄厚腻，脉滑。证属湿热脾虚咳嗽。治宜清热化痰，健脾化湿。处方：陈皮 10g，半夏 6g，茯苓 6g，川贝母 10g，浙贝母 10g，白豆蔻 6g，黄芩 6g，黄连 6g，鸡内金 10g，牡丹皮 10g，炒莱菔子 10g，白扁豆 10g，天竺黄 10g，甘草 4g。3 剂愈。

湿热血瘀

李某，女，9 岁。1999 年 4 月 20 日。反复咳嗽月余，已在某医院拍胸片示支气管炎，副鼻窦片示双副鼻窦炎，用中西药物治疗至今，现仍咳嗽痰少，咽痛，胸闷，纳好，大便偏干，不涕不吐不泻，寐安。咽红，扁桃体Ⅱ度肿大，双肺呼吸音粗，心率不快，舌红苔黄厚腻，脉滑。证属湿热血瘀咳嗽。处方：陈皮 10g，半夏 6g，黄芩 10g，黄连 6g，茯苓 10g，白豆蔻 6g，厚朴 10g，桔梗 10g，冬瓜仁 20g，薏苡仁 20g，杏仁 10g，桃仁 6g，牡丹皮 10g，白茅根 20g，甘草 4g，桑白皮 10g。5 剂愈。

温热肺炎

风热痰湿瘀阻

徐某，女，3 岁 6 个月。1999 年 4 月 29 日。发热咳嗽 6 天。初起发热，体温 38℃左右，嚏涕，咽痛，咳嗽痰少，已在外院用中西药物治疗至今，现仍发热夜重，阵咳痰鸣，涕少痰黄，微喘，烦躁不安，纳呆，大便偏干。咽红，双肺散在痰鸣音，右肺底有密集水泡音，心率 144 次／分，律尚齐，舌红苔黄厚，脉滑数。胸片示支气管肺炎。证属风热痰湿瘀阻。处方：炙麻黄 3g，生石膏 15g，杏仁 6g，桔梗 6g，川贝母 10g，葶苈子 6g，陈皮 6g，枇杷叶 10g，瓜蒌 15g，黄芩 6g，百部 6g，牡丹皮 6g，白茅根 20g，车前子 10g，甘草 4g。3 剂后症状减轻，不热，咳轻痰少，不涕不吐不泻，不喘，纳增，寐安，大便干。咽微红，双肺呼吸音粗，心率不快，舌红苔黄脉滑。继用 6 剂愈。

风热痰瘀

尹某，男，10 岁。1999 年 7 月 8 日。咳嗽涕嚏 5 天，初起低热，涕嚏咳嗽，咽痛，已用中西药物治疗，现仍咳嗽，嚏涕，不热，痰多，纳呆大便干，咽微痛。咽红，扁桃体Ⅱ度肿大，双肺呼吸音粗，右肺底有少许水泡音，心率不快，舌红苔薄黄，脉滑。胸片示双肺纹理增多，双肺下野有小点片状密度增高影。诊断：支气管肺炎。证属风热痰瘀。处方：炙麻黄 4g，杏仁 10g，桔梗 10g，生石膏 20g，瓜蒌 10g，葶苈子 10g，白茅根 20g，百部 10g，川贝母 10g，甘草 6g。

3 剂后症状减轻，仍有阵咳，痰少，咽痒，纳增，大便偏干。咽红，双肺呼吸音粗，舌红苔黄厚，脉滑。上方加赤芍 6g，桃仁 10g，继用 3 剂后，纳好，晨起阵咳，痰少，大便不干。咽微红，舌红，苔黄中稍厚，脉细滑。处方：炙麻黄 5g，杏仁 10g，生石膏 20g，冬瓜仁 20g，车前子 10g，川贝母 10g，黄芩 10g，牡丹皮 10g，浙贝母 10g，白茅根 20g，赤芍 10g，薏苡仁 20g，葶苈子 10g，百部 10g，枳壳 10g，甘草 4g。继用 4 剂愈。

肺热痰阻

陈某，女，3 个月。1999 年 7 月 27 日。咳嗽 10 天，已在某医院拍胸片示支气管肺炎，用中西药物治疗至今，现仍咳嗽痰少，纳呆，大便不干，不涕不吐。双肺呼吸音粗，舌红，苔白厚，指纹青达气关。血象在正常范围。证属肺热痰阻。处方：炙麻黄 2g，生石膏 10g，杏仁 4g，桑白皮 4g，黄芩 4g，川贝母 6g，枇杷叶 4g，地骨皮 4g，大青叶 10g，牡丹皮 4g，紫苏子 4g，甘草 4g。3 剂。

痰热瘀阻

张某，男，2 岁。1999 年 2 月 8 日。咳嗽 15 天，已在某医院拍胸片示支气管肺炎，住院治疗后症状减轻，现仍轻咳痰少，晨咳较著，不涕，不吐不泻，纳尚好，寐欠安。咽微红，双肺呼吸音粗，偶有少许水泡音，舌淡红，苔稍厚，脉细滑。证属痰热瘀阻。处方：桑白皮 10g，地骨皮 10g，陈皮 10g，茯苓 6g，桔梗 10g，川贝母 10g，百部 6g，枇杷叶 10g，桃仁 6g，赤芍 6g，牡丹皮 6g，连翘 6g，甘草 6g。3 剂愈。

痰食瘀阻

马某，女，1 岁。1999 年 7 月 3 日。咳嗽 2 个月。初起高热，体温在 39℃左右，咳嗽痰鸣，嚏涕咽痛，已在某医院拍胸片示支气管肺炎，经用中西药物治疗至今，现仍阵咳痰鸣，纳少，大便干，寐欠安，不涕不吐。咽微红，双肺散在痰鸣音，心率不快，舌红苔黄厚腻，指纹青达气关。证属痰食瘀阻。处方：炙麻黄 3g，生石膏 15g，杏仁 6g，大青叶 20g，金银花 10g，连翘 6g，桑白皮 6g，川贝母 10g，陈皮 6g，百部 6g，炒莱菔子 10g，桔梗 6g，甘草 4g。3 剂后，轻咳痰少，无涕不热，寐安，纳少，大便不稀。双肺少许痰鸣音，舌红苔稍厚。上方去大青叶、陈皮，加地骨皮 6g，瓜蒌 10g。继用 3 剂。

痰食积滞瘀阻

范某，女，3岁。1999年4月22日。咳嗽20天。初起发热，体温在38℃左右，咳嗽痰鸣，涕嚏咽痛，已在中心医院拍胸片示支气管肺炎，经用中西药物治疗至今，现仍阵咳，晨重，痰鸣，涕浊，纳呆，大便偏干，寐欠安。咽红，双肺散在痰鸣音，心率不快，舌红苔黄厚脉滑。证属痰食积滞瘀阻。处方：麻黄、生石膏、杏仁、桔梗、炒莱菔子、葶苈子、川贝母、枇杷叶、瓜蒌、鸡内金、陈皮、茯苓、黄芩、甘草，取免煎颗粒，各一包。水冲混匀后服。

痰热伤阴

孙某，男，6岁。1998年4月24日。咳嗽月余。初起发热咳嗽，涕嚏咽痛，痰鸣微喘，已在某医院拍胸片示支气管肺炎，用中西药物治疗至今，现仍阵咳痰少，纳呆，大便偏干，寐欠安，不涕不吐。咽红，双肺少许痰鸣音，心率不快，舌红苔黄花剥，脉细滑。证属痰热伤阴。处方：桑白皮10g，地骨皮10g，炒白果6g，川贝母10g，桔梗10g，枇杷叶10g，陈皮10g，炒杏仁6g，茯苓6g，葶苈子10g，前胡10g，甘草4g。

3剂后症状减轻，痰少咳轻，大便稍稀。舌红苔少，脉细滑。上方去前胡，加枳壳6g，薏苡仁10g。继用3剂。

气阴亏耗

张某，女，1岁9个月。1999年9月6日。咳嗽月余。已在某医院拍胸片示支气管肺炎，用中西药物治疗至今，现仍轻咳痰少，纳呆便溏，汗多寐欠安。咽微红，双肺呼吸音粗，舌淡红，苔白腻，指纹淡。证属痰耗气阴，肺脾不足。治宜敛阴益气，清热化痰。处方：沙参10g，麦冬6g，生地6g，五味子6g，炒白果6g，胡黄连6g，陈皮10g，茯苓6g，砂仁6g，槟榔6g，蝉蜕6g，竹叶6g，生龙骨10g，生牡蛎10g，甘草4g。

3剂后，纳增，大便稍稀。予粥方调理：银耳、莲子、桂圆、百合、枸杞子、大枣，煮成粥后加冰糖调服。

湿热肺炎

湿热阻肺

张某，男，8岁。1999年7月15日。发热咳嗽音嘶5天。初起发热咳嗽，嚏涕音嘶，已在某医院予青霉素、利巴韦林等治疗至今，现仍发热咳嗽音嘶，嚏涕咽痛，纳呆，大便不稀，寐欠安。咽红，双肺散在痰鸣音，左下肺少许水泡音，心率132次/分，舌红苔黄厚腻，脉滑数。血象高，拍胸片示双肺纹理增多，双下野较著，双肺门影增大。诊断：支气管肺炎。证属湿热阻肺。治宜清化湿热，宣肺止咳。处方：金银花20g，连翘10g，大青叶20g，板蓝根20g，杏仁6g，炙麻黄4g，生石膏20g，菖蒲6g，郁金10g，牡丹皮10g，柴胡10g，川贝母10g，黄芩10g，栀子10g，甘草4g，羚羊角粉1g（另包冲服）。

3剂后，症状减轻，不热，咳轻，痰少，音嘶轻，纳增。咽红，双肺散在痰鸣音，舌红苔黄厚，脉滑。处方：炙麻黄5g，杏仁6g，生石膏20g，桔梗10g，葶苈子10g，黄芩10g，黄连6g，连翘10g，百部10g，牡丹皮10g，枇杷叶10g，白茅根20g，瓜蒌20g，甘草6g。继用3剂。

湿热阻肺，痰食积滞

王某，女，7岁。1999年4月9日。发热咳嗽5天。初起发热，咳嗽痰少，涕嚏咽痛，头晕头痛，已在某医院拍胸片示支气管肺炎，已用头孢噻肟钠、利巴韦林等静滴治疗至今，现仍发热夜重，体温在38.5℃左右，咳嗽痰鸣，咽痒头晕，嚏涕鼻塞，纳呆，寐欠安。体温36.8℃，咽红，双肺散在痰鸣音，心率120次/分，舌红苔黄厚腻，脉滑数。证属湿热阻肺。处方：金银花20g，连翘10g，青蒿10g，秦艽6g，薄荷10g，荆芥6g，柴胡6g，菖蒲6g，郁金6g，浙贝母10g，大青叶20g，杏仁6g，桔梗10g，牡丹皮10g，甘草4g，羚羊角粉1g（另包冲服）。3剂后，症状减轻，仍有阵咳，不热，痰少，涕浊鼻塞，咽部不痛不痒，纳增，大便不稀，寐安。咽红，双肺呼吸音粗，舌红苔黄厚，脉滑。证属湿热阻肺，痰食积滞。

处方：桑白皮 10g，地骨皮 10g，枇杷叶 10g，炒白果 6g，甘草 4g，桔梗 10g，炒苏子 10g，大青叶 20g，连翘 10g，川贝母 10g，赤芍 10g，牡丹皮 10g，百部 10g，炒莱菔子 10g。

4 剂后，轻咳痰少，纳好，寐安。咽微红，双肺呼吸音粗，舌淡红，苔稍厚，脉滑细。上方去炒白果，加陈皮 10g。继用 3 剂。

湿热食积，气机不畅

林某，男，12 岁。1999 年 5 月 24 日。发热咳嗽 15 天。初起高热，体温 39℃左右，咳嗽痰鸣，已在某医院拍胸片示双肺纹理增重，有点片影，诊断为肺炎，住院治疗至今。现仍发热，午后及夜间较著，阵咳痰少，不吐不泻，纳呆，大便偏干。体温 37.8℃，咽红，双肺散在痰鸣音，心率 144 次／分，舌红，苔黄厚腻，脉滑数。诊断为支气管肺炎。证属湿热食积，气机不畅。治宜清化湿热，宣畅气机。处方：大青叶 20g，板蓝根 20g，金银花 20g，连翘 10g，桔梗 10g，牡丹皮 10g，炒莱菔子 10g，菖蒲 6g，郁金 10g，柴胡 10g，栀子 10g，黄芩 10g，青蒿 12g，甘草 6g，羚羊角粉 1g（另包冲服）。

3 剂后热退咳轻，痰少，纳增，予芩连二陈汤加减，继用 4 剂。

痰热湿瘀，肺失宣畅

王某，男，3 岁 7 个月。1999 年 2 月 1 日。咳嗽 10 天。初起发热咳嗽，涕嚏咽痛，已在某医院拍胸片示支气管肺炎，住院治疗至今，现仍低热咳嗽，痰鸣阵咳，涕少纳呆，大便偏稀。体温 37.5℃，咽红，双肺散在痰鸣音，心率稍快，舌红苔黄腻。证属痰热湿瘀，肺失宣畅。治宜清化湿热，祛痰行瘀。处方：炙麻黄 4g，生石膏 20g，杏仁 6g，桔梗 10g，冬瓜仁 20g，薏苡仁 20g，川贝母 10g，桃仁 6g，陈皮 10g，半夏 6g，车前子 10g，连翘 10g，葶苈子 10g，甘草 4g。3 剂水煎服。

湿阻化热，痰阻气机

严某，男，10 岁。1999 年 7 月 27 日。咳嗽 10 天。初起发热，咳嗽痰鸣，已在某医院拍胸片示支气管肺炎，已用青霉素、利巴韦林等静滴治疗至今，现仍低热，阵咳痰多，不涕不吐，纳少，大便偏干，夜寐不安。体温36.8℃，咽红，双肺散在痰鸣音，心率120次／分，舌红苔黄厚腻，脉滑。证属湿阻化热，痰阻气机，治宜清热化湿，祛痰行气。处方：炙麻黄5g，生石膏30g，瓜蒌20g，陈皮10g，半夏6g，茯苓10g，车前子10g，炒莱菔子10g，黄芩10g，黄连6g，葶苈子10g，白豆蔻6g，百部10g，冬瓜仁20g，川贝母10g。3剂水煎服。

复诊时已退热，痰少，咳轻，纳增，寐安，大便不干。咽微红，双肺呼吸音粗，心率不快，舌淡红，苔稍厚，脉滑。上方继用3剂。

湿热中阻，痰阻气机

代某，男，8岁。1999年7月5日。咳嗽20天。初起发热咳嗽，已在某医院拍胸片示支气管肺炎，已用中西药物治疗至今，现仍阵咳痰鸣，纳果，大便稀，寐欠安，不涕不吐。咽微红，双肺散在痰鸣音，心率不快，舌红苔黄厚腻，脉滑。证属湿热中阻，痰阻气机。治宜化痰清热，利湿畅气。处方：陈皮10g，茯苓10g，半夏6g，黄芩10g，黄连6g，白豆蔻10g，白扁豆10g，炒莱菔子10g，枳壳6g，川贝母10g，桑白皮10g，白茅根20g，甘草6g。

3剂后，症状减轻，咳轻，痰少，纳增，寐安。咽微红，双肺呼吸音粗，舌淡红，苔黄厚，脉滑。上方加藿香10g。继用3剂。

7月13日复诊时，纳增，寐安，偶有轻咳，不涕不吐，不热不泻。苔黄中厚，脉滑。处方：苍术6g，陈皮10g，半夏6g，厚朴10g，白豆蔻6g，砂仁6g，白扁豆10g，炒莱菔子10g，黄芩6g，黄连6g，桔梗10g，槟榔6g，焦山楂10g，甘草6g。继用3剂愈。

湿热阻滞，脾失健运

张某，男，5个月。1999年5月20日。咳嗽25天。已用中西药物治疗至今，现仍阵咳痰鸣，纳果便稀，日7～8次，寐欠安，不涕不吐。咽微红，双肺散在痰鸣音，心率不快，舌红苔白厚腻，指纹青达气关。证属湿热阻滞，脾运失健。处方:陈皮、茯苓、半夏、黄芩、黄连、车前子、冬瓜仁、薏苡仁、白扁豆、桔梗、川贝母、竹茹、百部、甘草，取免煎颗粒2剂，每次各半包，混匀后冲服一日。

5月24日复诊时症状减轻，晨阵咳，痰少，纳增，大便稀，日数次。咽微红，双肺呼吸音粗，舌淡红，苔白厚。处方：炙麻黄、生石膏、杏仁、桔梗、冬瓜仁、薏苡仁、炒莱菔子、陈皮、车前子、川贝母、浙贝母、桑白皮、茯苓、半夏、甘草。

继用2剂后，不咳，仍有大便稀日3～4次。苔少而白。处方:陈皮、茯苓、半夏、黄芩、黄连、川贝母、车前子、桔梗、浙贝母、枇杷叶、桑白皮、甘草、白扁豆、炒麦芽、白豆蔻。继用2剂。

湿热未清，痰阻气机

周某，女，4个月。1999年2月11日。痰鸣20天。初起发热咳嗽，涕嚏纳呆，已在某医院拍胸片示支气管肺炎，住院治疗后症状减轻，现仍痰鸣，轻咳，纳呆，大便稀，日数次，寐欠安。咽微红，双肺呼吸音粗，心率不快，舌红苔白腻，指纹青达气关。证属湿热未清，痰阻气机。治宜清化湿热，祛痰行气。处方：陈皮4g，茯苓4g，半夏4g，川贝母6g，天竺黄6g，槟榔4g，炒白果4g，冬瓜仁10g，薏苡仁10g，杏仁4g，桔梗4g，桑白皮4g，甘草4g。3剂愈。

肺热痰瘀，积滞湿阻

杨某，女，1岁6个月。1998年8月8日。咳嗽月余。初起发热咳嗽，已在某医院拍胸片示支气管肺炎，用中西药物治疗至今，现仍咳嗽痰鸣，纳呆，大便干，不热不涕。咽红，双肺少许痰鸣音，心率不快，舌红，苔黄厚腻花剥，脉滑。证属肺热痰瘀，积滞湿阻。治宜清肺化痰，化积行瘀。处方：桑白皮10g，地骨皮10g，桔梗10g，杏仁6g，川贝母10g，瓜蒌20g，枇杷叶10g，桃仁6g，薏苡仁20g，冬瓜仁20g，芦根10g，焦山楂10g，鸡内金10g，甘草6g。3剂。

湿热痰瘀

张某，男，5 岁。1999 年 2 月 11 日。咳嗽 2 个月余。初起发热咳嗽，涕嚏痰鸣，在某医院拍胸片示右下肺炎，用中西药物治疗至今，现仍轻咳痰少，纳呆，大便干，腹痛，时作时止，寐欠安。咽红，双肺少许痰鸣音，心率不快，舌红，苔黄腻，脉滑。证属湿热痰瘀，肺气不利。治宜清肺化痰，利湿行瘀。处方：桑白皮 10g，地骨皮 10g，冬瓜仁 20g，薏苡仁 20g，杏仁 6g，丝瓜络 10g，牡丹皮 10g，桃仁 6g，桔梗 10g，川贝母 10g，赤芍 10g，黄芩 10g，大青叶 20g，鱼腥草 10g，甘草 6g。4 剂。

湿热痰瘀，气机不畅

石某，女，3 岁。1998 年 3 月 30 日。反复咳嗽 3 个月余。初起发热咳嗽，痰鸣涕嚏，用药后症状减轻，受凉后又反复发热，咳嗽较著，在某医院拍胸片示间质性肺炎，住院治疗后症状减轻，现仍阵咳，痰鸣，纳呆，大便偏稀，寐欠安。咽红，双肺少许痰鸣音，心率不快，舌红，苔黄厚花剥，脉细滑。证属湿热痰瘀，气机不畅。治宜化痰清热，利湿行瘀。处方：陈皮 10g，半夏 6g，茯苓 6g，黄芩 6g，黄连 6g，桑白皮 10g，牡丹皮 10g，赤芍 6g，桃仁 6g，杏仁 6g，薏苡仁 10g，桔梗 10g，川贝母 10g，百部 6g，甘草 4g。

3 剂后症状减轻，偶有轻咳，无痰，纳增，寐安，大便偏稀。舌红苔少而花剥，脉细。上方去牡丹皮，加扁豆 10g。继用 3 剂。

哮喘

风热外感，引动伏痰

张某，男，5 岁。1999 年 8 月 5 日。喘咳 3 天。初起喘咳涕嚏，痰鸣，不热、不吐、不泻，寐欠安。已用沙丁胺醇等，现仍咳喘痰鸣，寐欠安，纳呆，涕嚏。往有哮喘史。咽微红，双肺散在哮鸣音，心率不快，舌红苔白厚，脉滑。证属风热外感，引动伏痰。治宜外解风热，宣肺化痰，降气定喘。处方：炙麻黄 3g，生石膏 20g，杏仁 6g，桔梗 10g，大青叶 20g，葶苈子 10g，枇杷叶 10g，炒苏子 10g，黄芩 10g，百部 10g，五味子 6g，桑白皮 10g，厚朴 10g，甘草 6g。3 剂愈。

家长述此方煎服后，下咽即定喘。每遇喘咳发作，就来抄方，故录之。

痰热外感

张某，男，3 岁。1999 年 4 月 22 日。喘咳 4 天。不热，涕浊，纳呆，寐欠安，晨阵咳，往有哮喘史。咽红，双肺散在哮鸣音，心率不快，舌红，苔黄厚，脉滑。证属痰热外感哮证。治宜外解风热，宣肺化痰，降气定喘。处方：炙麻黄 4g，生石膏 15g，杏仁 6g，桔梗 10g，炒莱菔子 10g，川贝母 10g，百部 9g，桑白皮 10g，厚朴 6g，枇杷叶 10g，陈皮 10g，半夏 6g，连翘 10g，甘草 4g。3 剂后症状缓解。

外感风邪，痰阻气逆

吕某，男，9 岁 6 个月。1997 年 9 月 9 日。反复喘咳半年，加重 10 天。既往有哮喘史。近半年来反复喘咳，用非那根、沙丁胺醇、丙卡特罗、地塞米松等后症状可缓解，10 天前咳喘发作，嚏涕，纳呆，咽痛，不热，已用青霉素、利巴韦林及沙丁胺醇等，现仍喘咳痰鸣，纳呆，大便干，寐欠安。咽微红，双肺散在哮鸣音，心率不快，舌红，苔黄厚，脉滑。证属外感风邪，痰阻气逆。治宜宣肺化痰，降气定喘。处方：代赭石 15g，旋覆花 10g，甘草 6g，浙贝母 10g，瓜蒌 10g，半夏 6g，桑白皮 10g，葶苈子 10g，连翘 10g，金银花 15g，大青叶 20g，枇杷叶 10g，杏仁 10g，生石膏 20g，炙麻黄 4g。

3 剂后，微喘，纳好，寐安，舌红苔黄厚，脉滑。上方去代赭石，加黄连 10g。5 剂后症状缓解。

外感时邪，痰热阻肺

张某，女，10 岁。1999 年 3 月 2 日。反复喘咳 3 年，发作 3 天。已用中西药物治疗，现仍咳喘痰鸣，不涕不热不吐不泻，寐欠安，夜间喘咳较著，纳尚好，大便干。咽微红，双肺散在哮鸣音，心率不快，舌红苔黄厚腻，脉滑。证属外感时邪，痰热阻肺哮证。治宜清热化痰，通腑定喘。处方：麻黄 5g，杏仁 10g，石膏 20g，甘草 6g，黄芩 10g，黄连 6g，陈皮 10g，半夏 6g，桑白皮 10g，葶苈子 10g，桔梗 10g，枇杷叶 10g，川贝母 10g，瓜蒌 20g，厚朴 10g，板蓝根 20g。

3 剂后，症状缓解，轻咳不喘，大便不干。双肺呼吸音清，舌淡红，苔稍厚。上方去黄连、板蓝根，加车前子 10g，牡丹皮 10g。继用 3 剂。

痰热瘀阻，气机不畅

叶某，女，8 岁。1999 年 4 月 1 日。反复咳嗽 3 个月，喘咳 20 天。初起咳嗽，流涕，发热，在某医院予中西药物治疗后症状减轻，20 天前又流涕，咳嗽气喘，夜间痰鸣较著，寐欠安，又予抗生素等静滴治疗至今，现仍阵咳痰黄，嚏涕咽痛，纳少，大便干，寐欠安，夜间气喘痰鸣较著。咽红，扁桃体 Ⅱ 度肿大，充血较著，双肺散在哮鸣音及小水泡音，心率 108 次 / 分，舌红苔黄厚腻，脉滑数。证属痰热瘀阻，气机不畅哮证。治宜清肺化痰，行瘀畅气。处方：炙麻黄 4g，杏仁 6g，石膏 15g，甘草 4g，黄芩 10g，陈皮 10g，桃仁 6g，冬瓜仁 20g，薏苡仁 15g，川贝母 10g，桑白皮 10g，地骨皮 10g，赤芍 6g，牡丹皮 10g，百部 10g。

4 剂后，症状缓解，轻咳痰少，晨阵咳，纳好，大便不干，寐安。咽微红，双肺少许痰鸣音，心率不快，舌红苔稍厚，脉滑。上方去赤芍，加蒲公英 10g，浙贝母 10g，继用 4 剂。

痰热外感，瘀阻气机

张某，女，3 岁 8 个月。1999 年 4 月 27 日。咳喘 5 天。初起发热，体温 37.3℃左右，嚏涕咽痛，咳嗽气喘痰鸣，已在某医院予青霉素、利巴韦林等静滴治疗至今，现仍阵咳痰鸣，涕浊，纳呆，大便干，寐欠安。往有咳喘史。咽红，双肺散在哮鸣音及少许水泡音，心率 132 次 / 分，舌红苔白中厚，脉滑数。证属痰热外感，瘀阻气机。治宜清肺化痰，行瘀畅气。处方：炙麻黄 4g，杏仁 6g，生石膏 20g，甘草 6g，黄芩 10g，连翘

10g，葶苈子10g，枇杷叶10g，百部10g，川贝母10g，炒莱菔子10g，桔梗10g，牡丹皮10g，白茅根20g。

3剂后，症状减轻，喘轻，痰少，涕浊，纳好，大便干，咽红，双肺少许痰鸣音，舌红，苔黄厚，脉滑。上方去牡丹皮，加天竺黄6g。继用4剂。

痰热瘀阻，气阴亏虚

刘某，男，4岁。1999年3月29日。反复喘咳月余，加重5天。初起发热喘咳，痰鸣气急，已在某医院住院治疗，症状减轻，现仍阵咳痰鸣，喘息夜重，每日清晨5时许喘咳痰鸣较著，寐欠安，纳尚好，咽微红，双肺散在哮鸣音，右下少许水泡音，心率132次／分，律尚齐，舌红苔黄厚花剥，脉滑数。证属痰热瘀阻，气阴亏虚哮证。治宜化痰行瘀，清热敛肺。处方：炙麻黄3g，杏仁6g，生石膏15g，甘草4g，厚朴10g，半夏6g，五味子6g，百部10g，白芍6g，葶苈子10g，桑白皮10g，川贝母10g，枇杷叶10g，连翘10g，白茅根20g，桔梗10g。3剂。

1999年4月23日。因又咳喘而来诊，述上方未服完就不咳不喘而停药。这次咳喘不重，痰少，大便干，咽微红，双肺少许哮鸣音，舌红苔黄厚，脉滑。处方：炙麻黄4g，生石膏20g，杏仁6g，桔梗10g，瓜蒌20g，半夏6g，厚朴6g，桑白皮10g，炒苏子10g，枇杷叶10g，牡丹皮10g，黄芩10g，蝉蜕6g，连翘10g，甘草4g。水煎服，4剂。

气阴亏虚

李某，女，6岁。2000年3月31日。咳喘7天，不热，不吐，不泻，不涕，纳少，昼安，夜间呛咳无痰，喘息，畏寒，寐欠安。已用葡萄糖酸钙口服液等。既往有哮喘史。咽微红，双肺呼吸音粗，心率不快，舌红苔少，脉细滑。证属肺热痰阻，气阴亏虚。治宜清肺化痰，益气敛阴。处方：沙参10g，麦冬10g，当归6g，枇杷叶10g，生地10g，桑白皮10g，地骨皮10g，桔梗10g，陈皮6g，茯苓10g，山药20g，甘草6g。水煎服，3剂。

心肌炎

风热伤阴，心气不足

陈某，男，6岁6个月。1998年3月6日。反复低热、乏力3个月余。初起发热、咳嗽、嚏涕、纳呆、太息，已在多家医院拍胸片示支气管肺炎，查心肌酶谱、心电图后诊断为病毒性心肌炎。已用中西药物治疗至今，现仍反复低热，体温在37.3℃左右，轻咳痰少，夜间微喘，汗多，寐欠安，乏力，纳呆，大便不干。往有"脑炎"史。面色淡白，山根、眼周青黑，咽微红，双肺呼吸音粗，心率120次/分，律尚齐，心音低钝无力，舌质淡红胖嫩，苔黄稍腻，脉细数无力。证属风热伤阴，心气不足。治宜清退虚热，益气养阴。处方：西洋参（炖服）3g，金银花15g，连翘10g，黄芩10g，黄连6g，银柴胡10g，青蒿15g，鳖甲10g，秦艽10g，甘草3g，板蓝根20g，地骨皮10g，白薇10g，桔梗10g，竹叶6g，炒白果6g。

3剂后，热退，咳轻，上方去板蓝根、黄连、银柴胡、炒白果，加杏仁6g，芦根10g，继用3剂，不咳。后予西洋参每日1～3g炖服调理。

痰热阻滞，心气不足

王某，女，5岁。1999年4月22日。太息乏力月余。已在多家医院诊断为病毒性心肌炎，已用中西药物治疗至今，现仍太息乏力，纳呆，神疲，轻咳痰少，大便偏干。咽微红，双肺呼吸音粗，心率120次/分，舌淡红苔白厚，脉细无力。证属痰热阻滞，心气不足。治宜化痰清热，益阴敛气。处方：陈皮6g，竹叶6g，黄连6g，瓜蒌15g，五味子6g，甘草4g。6剂后症状明显减轻，继用6剂。

痰热伤阴，心气不足

陶某，男，6岁。1998年4月30日。咳嗽月余。初起发热咳嗽纳呆，在某医院拍胸片示支气管肺炎，查心肌酶谱、心电图后诊断为心肌炎，已用抗生素、能量合剂、中药等治疗至今，现仍咳嗽痰少，纳呆大便干，寐欠安。咽微红，双肺呼吸音粗，心率100次/分，律尚齐，舌红苔黄厚花剥，脉细滑。证属痰热伤阴，心气不足。治宜清热化痰，益气养阴。处方：生地 10g，沙参 10g，麦冬 6g，炒白果 6g，知母 10g，黄连 10g，竹叶 6g，石膏 10g，生牡蛎 10g，桔梗 10g，桑白皮 10g，百部 9g，黄芩 10g，地骨皮 10g，川贝母 10g。

6 剂后，症状明显减轻，不涕，咳轻，痰少，纳增，大便偏干，舌红苔黄花剥，脉细滑。上方去川贝母，加瓜蒌 20g，牡丹皮 10g。继用 6 剂。

痰热伤阴，气虚血瘀

张某，女，3 岁 3 个月。1998 年 12 月 8 日。咳嗽月余。已在某儿童医院胸透示支气管炎，查心肌酶谱、心电图后诊断为心肌炎，已用抗生素、维生素 C、能量合剂及中药治疗至今，现仍阵咳痰少，夜间微喘，纳呆，大便偏干。咽微红，双肺呼吸音粗，心率 120 次 / 分，舌淡红，苔黄厚，脉细滑。证属痰热伤阴，气虚血瘀。治宜化痰清热，凉血敛阴。处方：炙麻黄 3g，生石膏 10g，杏仁 6g，桔梗 6g，白芍 6g，五味子 6g，炒白果 6g，瓜蒌 15g，枇杷叶 10g，浙贝母 6g，大青叶 10g，紫草 6g，牡丹皮 6g，甘草 4g。

3 剂后，咳轻痰少，纳呆，大便偏稀，日二次，寐安。咽微红，双肺呼吸音粗，心率稍快，舌红苔黄稍厚，脉细滑。处方：沙参 10g，杏仁 6g，桔梗 10g，白芍 6g，炒白果 6g，瓜蒌 15g，枇杷叶 10g，川贝母 10g，紫草 6g，牡丹皮 10g，黄连 6g，厚朴 6g，甘草 4g。继用 5 剂。

湿热瘀阻，心气不足

韩某，女，6 岁 6 个月。1999 年 2 月 4 日。反复太息 2 年余。曾在某医院诊断为心肌炎，住院治疗后症状减轻，近日感冒后又出现胸闷太息，寐欠安。咽红，双肺呼吸音粗，心率 110 次 / 分，律尚齐，舌红苔黄腻，脉滑细。证属湿热瘀阻，心气不足。治宜清热化湿，畅气行瘀。处方：紫草 6g，甘松 6g，菖蒲 6g，郁金 6g，黄连 6g，瓜蒌 20g，厚朴 10g，枇杷叶 10g，浙贝母 10g，甘草 4g。

5 剂后症状减轻，大便偏稀，不胸闷，太息少，舌红苔黄稍腻，脉细滑。处方：陈皮 10g，茯苓 10g，黄连 10g，菖蒲 10g，郁金 6g，生牡蛎 10g，白豆蔻 6g，白扁豆 10g，厚朴 6g，甘草 6g，紫草 10g，赤芍 6g。继用 6 剂。

1999 年 4 月 26 日。近日又有太息纳呆，汗多神疲。面色淡黄色晦，心率 96 次／分，律尚齐。处方：黄连 10g，龙骨 10g，牡蛎 10g，赤芍 10g，瓜蒌 20g，厚朴 6g，甘草 6g，丹参 10g，陈皮 6g，西洋参（炖服）4g。6 剂。

湿热瘀阻

石某，女，8 岁。1999 年 3 月 12 日。反复太息胸闷 5 年余。曾诊为心肌炎住某医院治疗，症状缓解，遇疲劳、感冒等又可有反复。近 20 天又出现太息胸闷，纳呆神疲，不热不涕。复查心电图在正常范围，心肌酶谱 CKMB 增高。舌淡红，苔黄厚，脉滑。证属湿热瘀阻。处方：西洋参（炖服）3g，黄连 6g，菖蒲 6g，郁金 6g，甘草 4g，厚朴 10g，甘松 6g，瓜蒌 20g。6 剂后症状缓解。

湿热伤阴，心气不足

张某，女，1 岁 1 个月。1998 年 5 月 19 日。咳嗽太息半年。已在多家医院住院治疗数次。近半月又有咳嗽太息，神疲纳呆，涕嚏，不热。精神不振，双肺呼吸音粗，心率 139 次／分，律尚齐，舌红，苔黄厚，脉细滑数。复查心肌酶谱 AST 43U/L，CK 975U/L，CKMB 810U/L，HBDH 260U/L。证属湿热伤阴，心气不足。治宜清热化湿，畅气行瘀。处方：太子参、黄连、紫草、菖蒲、郁金。取免煎颗粒，各一包，水冲服。6 剂。症状缓解后，予西洋参炖服调理。

湿热阻滞，气机不畅

阎某，男，8 岁。1997 年 7 月 2 日。食欲不振 2 个月余。曾诊为心肌炎住某医院治疗后症状减轻，现仍纳呆，食欲不振，晨起恶心呕吐，大便不干，汗多，寐欠安。咽微红，双肺呼吸音清，心率不快，舌淡红，苔薄白，脉细滑。证属湿热阻滞，气机不畅。治宜清化湿热，畅利气机。处方：沙参10g，陈皮10g，茯苓6g，半夏6g，黄芩6g，黄连6g，白豆蔻6g，砂仁6g，桔梗10g，枇杷叶10g，炒麦芽10g，鸡内金10g，枳壳6g，甘草3g，白扁豆10g。

3剂后，症状减轻，纳增，不恶心呕吐，上方去半夏，加杏仁10g。继用2剂。

气阴不足，湿热瘀阻

商某，男，4岁。1999年4月23日。汗多纳呆烦躁4个月。4个月前始患心肌炎，已用中西药物治疗至今。现仍汗多，纳呆，烦躁，梦多，易惊，大便稀，乏力。精神尚好，咽红，双肺呼吸音粗，心率108次/分，律尚齐，舌红苔黄厚花剥，脉细滑。复查心电图在正常范围，心肌酶谱示AST、LDH、HBDH、CK仍高于正常值。证属气阴不足，湿热瘀阻。治宜益气化湿，敛阴行瘀。处方：黄芪10g，党参6g，沙参10g，五味子10g，麦冬10g，黄连6g，陈皮10g，生牡蛎10g，茯苓10g，紫草6g，砂仁6g，鸡内金10g，甘草4g。6剂。

湿热伤阴，心气不足

吕某，女，6岁。1998年6月8日。胸闷乏力2个月。初起咳嗽、涕嚏，低热，体温37~38℃，在省立医院查心肌酶谱示AST 28IU/L，CK 105IU/L，CKMB 32IU/L，LDH 206IU/L，HBDH 196.70IU/L，心电图示：窦性心律不齐。诊断为支气管炎、心肌炎，予先锋霉素、利巴韦林、能量合剂等治疗后症状减轻。现仍胸闷乏力，汗多神疲，纳呆，烦躁，寐欠安，大便偏干，二日一行。咽红，扁桃体Ⅰ度肿大，双肺呼吸音清，心率108次/分，律尚齐，心音低钝，舌红，苔黄厚花剥，脉细滑。证属湿热伤阴，心气不足。治宜益气化湿，清热行瘀。处方：太子参10g，黄芪10g，黄连10g，甘松6g，紫草10g。5剂。

1998年7月2日。因感冒来诊，述用上方后症状缓解。

湿伤气阴，心脾不足

吴某某，男，2岁6个月。2000年3月14日。汗多纳呆月余。初起发热咳嗽，心率快，曾诊为心肌炎，经用中西药物治疗后症状减轻，现仍汗多纳呆，口咸，大便偏稀，每日1~2次，寐安。咽微红，双肺呼吸音清，心率96次/分，律尚齐，舌淡红，苔黄稍厚，脉细滑。证属湿伤气阴，心脾不足。治宜益气养阴，补脾养心。处方：黄芪10g，沙参10g，麦冬10g，生地10g，当归6g，陈皮10g，白豆蔻6g，砂仁6g，桔梗10g，五味子10g，炒白术10g，茯苓10g，胡黄连6g，甘草6g。5剂。

厌食

积滞湿阻，脾失健运

王某，男，1岁2个月。1999年4月23日。纳呆3个月余。初起纳呆，腹胀，大便干，3~5日一行。曾在某医院查血象正常范围，HGB 102g/L，已用小儿升血灵等治疗，症状无明显改善。现仍纳呆，乏力，烦躁，夜汗多。形体消瘦，咽部不红，双肺呼吸音清，心率不快，腹软，舌淡红，苔白厚，脉滑。证属积滞湿阻，脾失健运。治宜消积化湿，助运健脾。处方：苍术6g，陈皮6g，茯苓6g，炒白术6g，槟榔6g，鸡内金6g，焦山楂10g，山药10g，炒莱菔子10g，白豆蔻6g，砂仁6g，甘草4g。3剂。

湿阻化热，气机不畅

刘某，女，6岁。1999年6月22日。纳呆月余。1个月来食欲不振，见食不贪，甚则拒食。已用小儿消食片等治疗至今，现仍纳呆，咽痛，大便不干。咽红，扁桃体Ⅱ度肿大，双肺呼吸音清，心率不快，舌红，苔黄厚腻，脉滑细。证属湿阻化热，气机不畅。治宜芳香化湿，畅气清热。处方：炒苍术6g，炒白术6g，陈皮6g，生地10g，黄连6g，茯苓6g，炒莱菔子10g，白豆蔻6g，砂仁6g，焦山楂10g，炒麦芽10g，桔梗10g，甘草4g。3剂。

2000年2月25日。因感冒来诊，述上方疗效极好，未尽剂就胃口大开。

湿阻积滞，气机不畅

孙某，女，1岁。1999年3月6日。食欲不振1个月。初起纳少，食欲不振，见食不贪，近几日拒食，寐欠安，烦躁哭吵，大便干，涕嚏，干咳无痰。精神尚好，咽微红，双肺呼吸音清，心率不快，腹软，脐周叩鼓，舌红，苔薄白，指纹青达气关。证属湿阻积滞，化热感邪。治宜化湿消积，畅气疏邪。处方：苏叶6g，薄荷6g，陈皮6g，茯苓6g，苍术6g，厚朴6g，炒莱菔子10g，白豆蔻6g，砂仁6g，焦山楂10g，白扁豆10g，炒麦芽10g，黄芩6g，甘草4g，槟榔6g。

3剂后症状减轻，1999年3月6日。复诊：纳增，不涕，不咳，寐安，舌红，苔少。上方去苏叶，加桔梗10g，连翘10g。继用3剂。

1999年6月3日。又来诊，述近日又出现食欲不振，纳呆，大便干，夜啼。舌红，苔薄白，指纹青达气关。处方：苍术6g，陈皮6g，茯苓6g，黄连6g，蝉蜕6g，炒莱菔子10g，槟榔6g，鸡内金10g，枳壳6g，厚朴6g，砂仁6g，白豆蔻6g，白扁豆10g，甘草4g，钩藤6g。3剂。

湿重于热，气机不畅

于某，男，6岁。1999年7月1日。纳呆月余。初起食欲不振，纳呆，大便稀，日数次，食后即便，腹无不适，不热，寐安，不涕不咳。咽微红，双肺呼吸音清，心率不快，舌红苔白厚，脉滑。证属湿重于热，气机不畅。治宜化湿行气，清热开胃。处方：藿香10g，陈皮10g，茯苓6g，半夏6g，黄连6g，白豆蔻6g，砂仁6g，炒莱菔子10g，炒麦芽10g，炒山楂10g，鸡内金10g，甘草4g，白扁豆10g。3剂。

湿积化热，气机不畅

武某，男，6岁。1998年5月8日。纳呆恶心7天。不吐不泻，不涕不咳，不热，已查肝功正常。现仍纳呆乏力，恶心食少，神疲，寐安，大便不干，小便如常。咽微红，双肺呼吸音清，心率不快，腹软，舌红，苔黄稍厚，脉细滑。证属湿积化热，气机不畅。治宜化湿消积，清热开胃。处方：苍术 6g，厚朴 10g，陈皮 10g，半夏 6g，黄连 4g，竹茹 6g，炒莱菔子 10g，白扁豆 10g，焦山楂 10g，炒麦芽 10g，甘草 4g。3 剂。

湿热并重，气机不畅

夏某，男，2 岁 6 个月。1997 年 9 月 4 日。纳呆腹胀月余。初起纳呆腹胀，手足心热，大便干。曾用小儿七珍丹等，药后症状可暂时减轻，现仍纳呆腹胀，手足心热，大便偏干。咽红，双肺呼吸音清，心率不快，舌红，苔黄厚尖边赤剥，指纹紫达气关。证属湿热并重，气机不畅。治宜化湿清热，畅气开胃。处方：陈皮 10g，茯苓 6g，半夏 6g，黄芩 6g，黄连 6g，白豆蔻 6g，砂仁 6g，厚朴 10g，炒莱菔子 10g，木香 3g，槟榔 6g，白扁豆 10g，焦山楂 10g，炒麦芽 6g，甘草 3g。4 剂。

积滞湿阻，胃热脾虚

牛某，男，2 岁。1999 年 3 月 16 日。食欲不振年余。初起食欲不振，见食不贪，曾用小儿消食片等，症状可暂时减轻，现仍纳呆，无食欲，食物喂入口中时含很长时间不咽，甚则恶心呕吐，食少，大便偏干，寐安。平素偏嗜肥甘。神清，精神尚好，营养状况一般，咽红，双肺呼吸音清，心率不快，脐周叩鼓，舌红，苔黄中厚，指纹青达气关。证属积滞湿阻，胃热脾虚。治宜纠正偏食，并予消积化湿，清胃助脾。处方：陈皮 6g，半夏 6g，苍术 6g，茯苓 6g，黄芩 6g，黄连 6g，槟榔 6g，鸡内金 10g，炒山楂 10g，炒麦芽 10g，炒神曲 6g，炒莱菔子 10g，甘草 4g，白扁豆 10g，白豆蔻 6g。3 剂。

胃阴不足，纳运不力

明某，男，3 岁。1999 年 6 月 29 日。纳呆 2 个月余。初起食欲不振，见食不贪，大便偏干，寐安。平素喜甜食及冷饮。已用复合蛋白锌等治疗，症状无明显改善。现仍纳呆，无食欲，大便干。神清，精神好，形体偏瘦，咽微红，双肺呼吸音清，心率不快，腹软，舌红，苔少花剥呈地图状，脉细滑。证属胃阴不足，纳运不力。治宜滋胃养阴，消积助运。处方：

沙参 10g，玉竹 10g，石斛 10g，胡黄连 6g，陈皮 10g，白扁豆 10g，砂仁 6g，白豆蔻 6g，鸡内金 6g，炒麦芽 10g，神曲 10g，甘草 6g。3 剂。

热病伤阴，胃阴不足

孙某，男，5 岁。1998 年 4 月 13 日。纳呆汗多 20 余天。初起咳嗽纳呆，夜汗多，已用抗生素及维生素 C 等治疗至今，现仍纳呆，食欲不振，不咳，寐安，夜汗多，大便偏干。咽微红，双肺呼吸音清，心率不快，腹软，舌红嫩，苔黄花剥，脉细滑。证属热病伤阴，胃阴不足。治宜滋阴养胃，清热助运。处方：沙参 10g，麦冬 6g，石斛 10g，胡黄连 6g，生地 10g，黄芩 6g，白芍 6g，瓜蒌 20g，桔梗 6g，炒莱菔子 10g，砂仁 6g，焦山楂 10g，甘草 6g。3 剂。

脾虚失运，积滞湿阻

郑某，男，2 岁 8 个月。2000 年 3 月 27 日。纳呆厌食 3 个月余。初起食欲不振，见食不贪，渐至拒食，大便干，二日一行，寐安。咽部不红，双肺呼吸音清，心率不快，腹软，舌淡红，苔白腻多津，脉细滑。证属脾虚失运，积滞湿阻。治宜健脾益气，化湿消积。处方：炒白术 6g，苍术 6g，陈皮 6g，茯苓 6g，白豆蔻 6g，砂仁 6g，鸡内金 10g，焦山楂 10g，炒麦芽 10g，神曲 6g，白扁豆 10g，炒莱菔子 10g，甘草 6g。3 剂。

胃脘痛

脾胃虚寒，湿痰中阻

李某，男，8 岁。1998 年 2 月 16 日。腹痛反复发作 2 个月。初起上腹痛，时作时止，纳呆，寐欠安，大便不干，小便如常，曾用维 U 颠茄铝镁片、复方铝酸铋片等治疗至今，症状无明显改善。现仍纳呆，上腹痛，时作时止，无明显规律。面色青晦，山根部位较著，咽部不红，双肺呼吸音清，心率不快，腹软，无明显压痛，舌淡红，苔白厚，脉沉细。证属脾胃虚寒，湿痰中阻，气机不畅。治宜行气止痛，健脾化痰。处方：木香 6g，砂仁

3g，陈皮 10g，半夏 10g，苍术 6g，厚朴 10g，茯苓 10g，甘草 6g，延胡索 10g，白芍 15g，党参 10g，槟榔 6g，枳壳 10g，藿香 10g，炒莱菔子 10g。

3 剂后，症状明显减轻，偶尔腹痛，数分钟即止，纳增，大便不稀，寐安。面色仍青晦，舌红，苔厚，脉细。上方去砂仁、延胡索、木香、槟榔，加黄芪 15g，当归 10g，鸡内金 10g。6 剂后腹痛消失，无明显症状。面色仍青，舌淡苔薄，脉细。予人参健脾丸 2 盒调理。

湿热伤阴，气机不畅

罗某，男，7 岁。1999 年 3 月 19 日。胃脘痛半年余。初起纳呆，腹痛，不吐不泻，晨起恶心，寐安，大便不干，已用中西药物治疗至今，现仍胃脘痛，每次 3～5 分钟即止，时作时止，无明显规律。咽部不红，双肺呼吸音清，心率不快，腹软无压痛，舌淡红苔白厚，脉细滑。证属湿热中阻，气机不畅。治宜清化湿热，行气止痛。处方：沙参 10g，茯苓 6g，炒白术 10g，白扁豆 10g，陈皮 10g，黄连 6g，延胡索 6g，槟榔 6g，焦山楂 10g，鸡内金 10g，甘草 4g，砂仁 6g，3 剂。

1999 年 10 月 15 日。复诊：述用上方后症状消失。近日因饮食不慎，过食辛辣，胃脘痛复发，饭前痛著，大便偏干。已在某医院经上消化道钡餐透视示胃窦炎、十二指肠壶腹部炎，用药后症状无明显改善。现仍胃脘痛，饭前痛著，晨起恶心，纳呆，大便不干。咽部不红，双肺呼吸音清，心率不快，腹软，无明显压痛，舌淡红，苔白厚花剥，脉细滑。证属湿热伤阴，气机不畅。治宜养阴化湿，清热止痛。处方：沙参 10g，玉竹 10g，陈皮 10g，石斛 10g，白芍 10g，砂仁 6g，生地 6g，厚朴 6g，延胡索 6g，黄连 4g，甘草 4g。3 剂，并嘱咐一定要忌食生冷酸辣，死面油炸，柿饼山楂。

1999 年 10 月 19 日。复诊，症状减轻，上方继用 6 剂。

1999 年 10 月 25 日。复诊，症状消失，上方继用 6 剂。

2000 年 3 月 31 日。复诊，述服用上方后效果很好，一直无疼痛。近日因喝饮料过多，又出现胃脘痛，晨起较著，纳少，大便干，寐欠安。舌红，苔黄厚腻，脉细滑。处方：沙参 10g，陈皮 10g，茯苓 6g，砂仁 6g，白豆蔻 6g，白芍 10g，川楝子 10g，槟榔 6g，鸡内金 10g，焦山楂 10g，木香 6g，延胡索 6g，甘草 6g。3 剂。

湿热中阻，气机不畅

王某，男，10 岁。1999 年 6 月 3 日。纳少胃脘痛 21 天。初起纳呆，胃脘痛，时作时止，已在某医院钡餐透示胃窦炎，予 L–谷氨酰胺呱仑酸钠（麦滋林）、（多潘立酮）（吗丁啉）、庆大霉素等治疗至今，症状减轻，现仍胃脘痛，时作时止，纳少，进食稍多则胃脘痛胀不适，大便不干，小便如常，寐欠安。形瘦，神清，腹软，无明显压痛，脐周叩鼓，舌红苔黄中厚，脉细滑。证属湿热中阻，气机不畅。治宜清化湿热，行气止痛。处方：沙参 10g，生地 10g，陈皮 10g，黄连 6g，砂仁 10g，延胡索 10g，白芍 10g，木香 6g，枳壳 10g，枇杷叶 10g，白扁豆 10g，甘草 6g。

3 剂后，症状明显减轻，纳增，大便偏稀，次数减少，胃脘痛明显减轻，舌红，苔少、中稍厚，脉细滑。上方加白豆蔻 6g。3 剂。

1999 年 6 月 10 日。仍有胃脘痛，纳呆，处方：沙参 10g，生地 10g，桔梗 6g，陈皮 6g，茯苓 6g，砂仁 6g，麦冬 6g，白芍 6g，川楝子 6g，黄连 4g，生龙骨 10g，生牡蛎 10g，延胡索 10g，甘草 4g。3 剂。

儿童习惯性痉挛

春令肝旺，肝火偏亢

盛某，女，4 岁。1998 年 3 月 13 日。左眼痛、时时眨眼 3 天。初起眼痛，时时眨眼，不热不涕不吐不泻，寐安，现症如上。1998 年 2 月曾患此症，刘老予龙胆泻肝汤合六味地黄汤加全蝎、白芍等加减，8 剂后症状消失。查神清，精神好，频繁眨眼，左眼结膜轻度充血，舌红，苔薄黄，脉细弦。证属肝火偏亢。治宜泻火平肝。处方：龙胆 10g，柴胡 6g，栀子 6g，黄芩 6g，牡丹皮 10g，蝉蜕 10g，僵蚕 10g，桔梗 10g，车前子 10g，菊花 10g，白芍 10g，甘草 6g。3 剂愈。

热病伤阴，肝经郁热

王某，女，8 岁。1998 年 4 月 16 日。频繁眨眼 2 年余。2 年前患心肌炎后出现手指、腹肌、口角、眼睑频繁抽动，曾在某医院疑为舞蹈症，予哌甲酯等后症状减轻，每于感冒后症状加重。近半月来因患感冒又出现频繁眨眼，眼睑抽动，烦躁，寐安。舌红，苔薄黄花剥，脉弦细。证属热病伤阴，肝经郁热。治宜滋阴平肝。处方：龙胆 6g，栀子 10g，黄芩 9g，白芍 10g，川楝子 10g，玄参 10g，生地 10g，车前子 10g，钩藤 10g，菊花 10g，牡丹皮 10g，全蝎 6g，甘草 4g。

4 剂后，症状明显减轻，眨眼次数明显减少，眼睑抽动消失，不烦躁，纳好。舌红苔黄中厚花剥，脉细滑。上方加薄荷 6g，桔梗 6g。继用 3 剂。

肝郁化热，肝阳偏亢

吕某，女，5 岁 4 个月。1998 年 6 月 9 日。眨眼半天。晨起始出现眨眼，咽部不适，不涕不咳不吐不泻，不热，不烦。往有类似症状，经用中药治疗后症状消失。神清，精神好，时时眨眼，眼睑抽动，咽红，扁桃体Ⅱ度肿大，双肺呼吸音清，心率不快，舌红苔黄中厚，脉细滑。证属肝郁化热，肝阳偏亢。治宜疏郁利咽，清热凉肝。处方：柴胡 10g，龙胆 6g，栀子 6g，黄芩 6g，蝉蜕 6g，僵蚕 10g，桔梗 10g，赤芍 6g，板蓝根 10g，全蝎 6g，马勃 6g，菊花 10g，车前子 10g，甘草 4g。4 剂后症状消失。上方继用 3 剂。

肝经湿热，感邪阳亢

赵某，男，9 岁。1999 年 1 月 30 日。反复眨眼年余，发作伴咳嗽 2 天。初起眨眼，眼睑抽动，曾予中药治疗，症状可缓解。偶尔有眨眼。近日又有眨眼、眼睑抽动，轻咳，不热、不涕不吐、不泻、神清，精神好，咽微红，双肺呼吸音粗，心率不快，舌红苔黄，脉弦滑。证属肝经湿热，感邪阳亢。治宜散邪平肝，清利湿热。处方：夏枯草 10g，柴胡 10g，陈皮 10g，青皮 6g，赤芍 10g，牡丹皮 10g，黄芩 10g，栀子 10g，钩藤

10g，僵蚕 10g，车前子 10g，甘草 4g，菖蒲 6g，郁金 10g，薄荷 10g，板蓝根 20g。3 剂。

夜啼

心脾积热，心火偏亢

黄某，女，3 个月。1997 年 7 月 18 日。夜啼月余。近 1 个月来夜间啼哭，烦躁不安，纳少，大便稀，日二次，轻咳不涕。精神好，咽微红，双肺呼吸音粗，心率不快，舌红苔白中厚，指纹青达气关。证属心脾积热，心火偏亢。治宜清热利湿，镇惊安神。处方：生地 4g，竹叶 4g，蝉蜕 6g，杏仁 6g，白豆蔻 4g，白扁豆 10g，枇杷叶 6g，生龙骨 6g，生牡蛎 6g，甘草 3g，苍术 4g。2 剂。

心经积热

冯某，男，1 岁 5 个月。1998 年 2 月 8 日。夜啼年余。3 个月后出现夜啼，每于夜间 1～3 时啼哭不安，昼日寐安，纳好，曾用小儿至宝锭等，可使症状减轻。神清，精神好，咽部不红，双肺呼吸音清，心率不快，舌红，苔薄白，指纹青达气关。证属心经积热夜啼。治宜清心安神。处方：生地 6g，竹叶 6g，黄连 6g，蝉蜕 6g，生龙骨 10g，生牡蛎 10g，甘草 4g，琥珀 4g。3 剂。

心肺积热

赵某，男，2 岁。1998 年 4 月 28 日。夜啼月余。1 个月来每于夜间 11 时左右出现啼哭，数小时方止。不涕不热不吐不泻，偶尔轻咳，无痰，纳尚好，昼寐安。咽微红，双肺呼吸音粗，心率不快，舌红苔少，指纹青达气关。证属心肺积热。治宜泻肺清热，镇惊安神。处方：桑白皮 6g，地骨皮 6g，苍术 6g，龙骨 10g，牡蛎 10g，黄连 3g，黄芩 6g，炒白果 10g，甘草 3g，陈皮 6g，桔梗 6g，竹叶 6g。3 剂。

尿频

气阴不足，脾肾不固

张某，女，3岁6个月。1998年3月10日。尿频15天。小便每天日间7～8次，夜间1～2次，不热不渴，无尿痛尿急。舌红苔薄白，脉细滑。证属气阴亏虚，脾肾不固。治宜补肾益阴，升阳固摄。处方：生地6g，山药15g，茯苓6g，山萸肉6g，五味子6g，泽泻6g，升麻6g，葛根10g，甘草6g，黄芪15g，炒白术6g。

3剂后，症状减轻，夜间不尿，日间5～6次，舌红苔稍厚，脉细滑。上方加竹叶6g，改升麻10g。继用3剂。

脾虚气陷，下元不固

战某，女，6岁。1999年6月18日。尿频半年。半年来小便频数，量少，偶尔有轻微尿痛，不热、不吐、不泻、不渴，寐安。曾用抗生素等，症状无明显改善。现仍尿频，量少，偶尔有轻微尿痛。舌淡红，苔白厚，脉沉细。证属脾虚气陷，下元不固。治宜补脾益气，升阳举陷。处方：党参10g，茯苓6g，炒白术6g，黄芪10g，升麻6g，五味子6g，山药15g，黄连3g，白扁豆10g，竹叶6g，益智仁15g，甘草4g。3剂。

1999年9月15日。因感冒来诊时，述上方未服完尿频已愈，至今未再反复。

汗证

肺胃积热

张某，男，1岁2个月。1999年4月8日。夜间汗多半月。纳好，寐安，大便干，不热、不涕、不咳、不渴。精神好，双肺呼吸音清，心率不快，舌红苔黄厚腻，指纹淡。证属肺胃积热，逼津外泄。治宜清里固表，通腑泄热。处方：陈皮6g，茯苓10g，生石膏15g，炒莱菔子10g，槟榔6g，鸡内金10g，黄连6g，白豆蔻6g，白扁豆10g，甘草6g，生牡蛎15g，麻黄根 10g。取免煎颗粒，2 剂。

1999 年 4 月 22 日。复诊：述服用上方后就无夜间汗出，大便不干。近日患感冒后又有轻微汗出，大便不干，纳少，寐安。舌红苔白中厚，指纹淡。证属脾肺气虚，卫气不固。治宜补脾益气，固表止汗。处方：炒白术、陈皮 6g，茯苓 10g，蝉蜕 10g，麻黄根 10g，生龙骨 15g，生牡蛎 15g，竹叶 6g，白扁豆 10g，白豆蔻 6g，甘草 6g。取免煎颗粒，2 剂。

气阴不足

王某，男，7 岁。1999 年 6 月 8 日。汗多半年。寐多嗜睡，夜间汗多，不热、不涕、不渴、不吐、不咳。精神尚好，咽微红，双肺呼吸音清，心率不快，舌红苔黄稍厚，脉细滑。证属气阴不足，卫表不固。治宜养阴益气，固表止汗。处方：生地 10g，麦冬 10g，白芍 10g，浮小麦 30g，五味子 10g，生龙骨 10g，生牡蛎 20g，甘草 6g。6 剂。

1999 年 6 月 14 日。复诊：纳少，寐安，夜间无明显汗出。上方加黄芪 10g，白豆蔻 6g，陈皮 10g，炒麦芽 10g。继用 3 剂。

医论医话

论小儿惊风与惊热

刘清贞

惊风与惊热是小儿时期较常见的两种证候。尤以惊风来势迅猛，证候急暴，变化迅速，若不及时抢救，往往可造成严重后果。

惊风类似现代医学的惊厥，是神经系统暂时紊乱的一种证候；而小儿惊热则是因惊恐所引起的以发热为主的一种证候，它既不同于一般的外感热病，也不同于内伤热症。因其证大多较轻较缓，往往不易被人察知，但在临床中确属多见，尤以婴幼儿发病率较高，虽预后较好，但也应引起医家的重视。

一、有关惊风、惊热的文献记载

惊风是儿科四大要症（痧、痘、惊、疳）之一，曾引起了许多医家的重视和探讨，在历代儿科文献记载中，有关惊风的论述占了大量的篇幅。

惊风在宋以前无此病名，一般都与痫症混淆，称之为惊痫、风痫、食痫及阴阳痫等。迨至宋《太平圣惠方》书中第85卷已有"治小儿急惊风诸方与治小儿慢惊风诸方"，指出"小儿急惊风者，由气血不和，夙有实热，为风邪所乘，干于心络之所致也……小儿慢惊风者，由乳哺不调，脏腑壅滞，内有积热，为风邪所伤，入舍于心之所致也。"《太平圣惠方》虽然不是儿科专著，但它的贡献主要在于将惊和风二者结合起来，首创了"惊风"病名，并专为儿科立论，将惊风分为急惊风和慢惊风。

而钱乙则进一步对急慢惊风从阴阳虚实寒热方面给予明确的区分，认为"小儿急惊者，本因热生于心，身热面赤引饮，口中气热，大小便黄赤，剧则搐也。盖热甚则风生,风属肝,此阳盛阴虚也。"慢惊则"因病后或吐泻,脾胃虚损,遍身凉,口鼻气出亦冷,手足时瘛疭、昏睡,睡露睛,此无阳也"。为后世研究惊风奠定了理论基础,至今在临床上仍有着重要的指导意义。

而惊热是后人在不断地认识和总结惊风的基础上提出的一种不同于惊风的另一种证候。明·王肯堂在《证治准绳》中指出"惊热者,遍身发热,或热而不甚,面青自汗,睡梦虚惊,频叫恍惚,有因惊而热者,有因热而生惊者。"《小儿卫生总微论方》"小儿身热,饮水惊惕,手足摇动,上视弄舌,印内青筋见,掌中赤,怕物生涎,此为惊热。"惊热虽不及惊风被人们重视,但从明代后对惊热的认识和描述才逐渐全面和完善。

二、对惊风和惊热在病因病机方面的探讨

近代医家将惊风分为急惊风与慢惊风(包括慢脾风),其病因病机:急惊风多因感受外邪所致(包括风寒、风热、暑热、疫疠等)。小儿肌肤疏薄,卫外机能不固,风邪易乘虚而入,由表入里,郁而化热化火,火甚炼液生痰,痰蒙心窍而神昏。小儿又为肝常有余之体,热极生风,风火相煽,引起肝风内动。所谓风火相煽,是指热病过程中因高热而致神昏惊厥的现象,由于热邪盛,灼伤津液,筋脉失养,引动肝风,《幼科发挥》中说"急惊风者,肝风甚而心火从之"。小儿脾常不足,常因饮食不洁或暴饮暴食,或毒邪污染之物郁结于胃肠,"胃肠乃伤",积滞内停,壅滞气机,造成气机阻塞,"气有余便是火",火能炼液成痰,热极生风,风火相煽发为惊风;慢惊风是由于大吐大泄,或热病久病之后,致使脾胃受伤,肝火侮土,脾虚生风,或热病伤阴,肾阴不足,肝血亏损,阴虚肝风内动;若慢惊风失治或误治,进一步发展,损及肾之真阳,可出现纯阴无阳的危象,即形成慢脾风。正如儿科大家钱乙《小儿药证直诀》"小儿急惊……盖风盛生风,阳盛而阴虚也""小儿慢惊……此脾虚生风,无阳之证也"。

小儿惊热的病因为暴受惊恐所致。由于小儿神气怯弱,元气未充,若遇大惊卒恐,乍闻异声,乍见异物,或因斗、因跌扑,或因水、火、禽兽之类,以致惊伤神、恐伤志,神志不宁、心神不安,"心,火官也",心无所依,心火外越,则身热、夜卧不安,烦躁啼叫。明·方贤在《奇效良方》中说:"夫小儿惊热者,误因惊著执以为常,致令心气不和,身体微

热、睡梦虚惊、遍身有汗……小儿因惊则生热，热则心不宁，故睡卧不安，身体悚动，心主惊，实则发热饮水，虚则卧而惊动不安，此其候也。"

三、惊风与惊热的发病特点与治疗

古代医家对惊风的证候，观察和描述的极为详尽和细腻，与现代医学相比有过之而无不及，将惊风的症状归纳为四证八候：四证是指痰、热、风、惊而言，它不仅是对惊风的主要临床表现的总结，也是对惊风病机的概括；八候是指：搐—肘臂伸缩，动摇不定；搦—十指开合，搦之不已；掣—肩臂抽掣，势如相仆；颤—头身手足颤动不止；窜—二目上视，目直似怒；视—左右斜视，露睛不活；反—身仰向后，颈项强直；引—四肢牵动，臂若开弓。由此可见，八候将惊风时临床表现中动的形态自头身、胸背、手足、肘臂、颈项至二目观察的极为细微、描述的甚为形象。

惊风的治疗遵钱乙提出的"急惊合凉泻，慢惊合温补"的治疗大法，本着"急则治其标，缓则治其本"的原则，审因论治，常选用羚角钩藤汤、新加香薷饮、安宫牛黄丸、大定风珠等，必要时可配合针灸或西药抢救。

惊热的主要临床表现，顾名思义，其主证为发热，兼见夜卧不宁、睡中惊醒、烦躁啼叫，面色时青时赤，或时作惊惕，苔薄白，脉数乱。

对惊热治疗历代医家提出了许多方药：《证治准绳》中"惊热者，遍身发热……钱氏导赤散、凉惊丸、安神之类，皆其治也"。《圣济总录》也提到"小儿惊热，心肺积热，夜卧多惊，牛黄半分，铁粉一分研匀，每服一字，竹沥调下。"《卫生总论》"小儿惊热，牛黄一杏仁大、竹沥姜汁各一合"，《本草纲目》"小儿惊热，钩藤一两，硝石半两、甘草一分为散，每服半钱，温水服"。《证治准绳》中还指出"外物惊者，元气本不病，故治以黄连安神之苦寒。"

笔者临床中遇惊热时，多用清热安神之法，选以导赤散或朱砂安神丸加减，尚能收到满意效果。

四、讨论

综上所述，小儿惊风与惊热虽均与惊、热相关，但在病因、病机、主证、治疗方面却截然不同，切不可混为一症，归为一类。另外，从因果关系来分析，惊热中的"惊"为因，惊风中的"惊"为果；从病向上分析，小儿惊风由外向里，即外感风热、风寒、暑邪，或饮食不洁，由肌表或口鼻进入人体，引起机体内，热、痰、风、惊的机转，而小儿惊热则是由卒受惊恐，导致神志不宁、神无所主，心热外越的证候，其病向是由内向外；从临床主症上来看，惊风最突出的特征是抽搐和暂时的意识不清；惊热的主要特征则是发热，虽神志不宁，但意识清醒，无抽搐动作；治疗时惊风多为息风，惊热则为安神。

惊风与惊热虽为二种不同的证候，但在某种程度上二者又可互相转化。如惊热日久失治或热势枭张，可出现热极生风，风火相煽、引动肝风，出现神昏惊厥现象，即是众所周知的惊恐惊风。目前中医儿科的教材中，将惊恐惊风归类于急惊风中去，本人之见，尚为欠妥，因急惊风与惊恐惊风的病机完全不同，与其将惊恐惊风归属于急惊风，倒不如并入惊热之类尚为恰当。正如《景岳全书》中指出的"矧盖小儿血气尤非大人之比，若受大惊之证，例作急惊论治，误亦甚矣！不知急惊、慢惊，一以风热，一以脾肾之虚。"

连石清胃汤治疗小儿异嗜症53例

刘清贞

小儿异嗜症是临床中较常见的一种病症，以小儿喜食异物，如泥块、砂石、炉渣等为其主要特征，多发于 1～3 岁的婴幼儿，此病虽无甚痛苦，但常常导致感染、中毒、寄生虫病等，给患儿的身体健康造成很大危害。近年来笔者运用自拟连石清胃汤治疗小儿异嗜症，收到了较好的效果，简介如下。

一、一般资料

53 例病例均来源于门诊病历，其中：男 23 例，女 30 例，发病年龄最小者 9 个月，最大者 6 岁，其中 1～3 岁共 37 例，占 69.8%，病程最短 9 个月，最长 13 个月。

53 例患儿，化验血色素者 20 例，其中 18 例均有不同程度的贫血，二例血色素正常，化验大便常规者 33 例，其中见虫卵者 21 例，未见虫卵者 12 例。

二、方药组成

黄连 6g，生石膏 15g，栀子 4g，陈皮 6g，茯苓 10g，甘草 3g。

加减：脾虚者去栀子，加白术、黄芪、台参、山药；血虚者加生地、杭芍、当归；兼湿者，加苍术、苡仁、竹叶、白扁豆；兼虫者，加槟榔、使君子、枳壳。

三、疗效标准及结果

显效：服药 3 剂，症状完全消失；有效：服药 6 剂症状有好转；无效：服药 6 剂后症状无改善。

观察结果：显著：29 例，占 54.7%；有效 21 例，占 39.6%；无效，3 例，占 5%；总有效率为 94.3%。

四、典型病例

吕某，男，2 岁 5 个月。其母代诉，半年来发现患儿喜食炉渣，虽曾严加训斥，但仍偷食不改，近一月患儿食欲不振，伴腹胀，心烦易怒，睡眠不宁，二便尚调，察其舌苔黄厚，舌质红，脉滑数。查血色素 10.2g，诊为小儿异嗜症（湿热型）。治宜清热利湿，佐以健脾和胃，方药：黄连 6g，生石膏 20g，栀子 6g，藿香 10g，陈皮 6g，茯苓 6g，炒苍术 6g，大白 6g，白扁豆 10g。水煎服，每日一剂，连进三剂后异嗜未再出现，食欲增加，腹胀消失。

五、体会

小儿异嗜症现代医学认为是某些疾病的一个症状，如贫血、寄生虫病等，但实际临床表现为二者同时存在，而且又互为因果，威胁着小儿的身体健康。中医学很早以前就有对小儿异嗜症的有关记载，《内经》："若但面黄腹大，渴而食泥土者，脾疳也。"明·王肯堂《证治准绳》："疳热，面黄吃碳土，羸瘦，鼻下赤烂。"金元时代朱丹溪："小儿吃泥，胃中热故也。"《寿世保元》："小儿爱吃泥土，乃脾虚胃热所致。"遵其古训，笔者认为小儿脏腑娇嫩，常因乳食不节，损及脾胃，脾土亏虚，运化不利，宿食停乳，积蓄胃肠日久，胃中积热，或蕴成湿热。临床中运用清胃、健脾、利湿、杀虫之法，治疗收到较好的疗效。方中君药黄连苦寒，直入心胃二经，以达清热泻火之功；臣药生石膏，味甘寒，不但能清热泻火，而兼能生津止渴，栀子苦寒清降，性缓下行，又可泄热利湿；佐以茯苓、陈皮、甘草，健脾和胃。诸药共凑，其效可靠。

浅谈中医对小儿哮喘的发病认识

刘清贞

哮喘是小儿较常见的一种呼吸道的疾病。临床上以反复发作性的咳嗽、喘呛、呼吸困难或伴有喉中水鸡声为主要特征。因其病因复杂，病情急暴，反复发作又缠绵难愈，不但危害了小儿的身体健康，而且对小儿的生长发育也有一定影响，因此积极防治小儿哮喘病，增强小儿体质，已引起了我们广大医务工作者的关注。

一、有关哮喘病的文献记载

中医学非常重视审病求因，因此全面认识本病的病因，掌握疾病的发展规律是防治的关键。我国历代医学文献有关哮喘病的记载较多，早在二千年前的《黄帝内经》中有"上气""喘鸣"；汉代张仲景的《金匮要略》中有"咳而上气""喉中水鸡声"；《伤寒论》中证有"伤感表不解，心下有水气，干呕发热而咳……或喘者，小青龙汤主之"；《保婴撮要》有"喘急""喘促"；《东医宝鉴》有"痰证喘嗽"等描述。以上列举中，都有类似哮喘症状的记述。但是对发病的原因尤其对其发病的特殊性（过敏性）因历史条件所限，不能明确解释，虽然已认识到哮喘与咳嗽的不同，但对其发病的突然性、病势的急暴性常疑惑费解，甚至把病因推归为"土皇也"，曾有记载"小儿气喘，世俗则以为犯土，谓其犯土皇也"。这种说法虽不妥，但先人已揭示了类似现代医学中的过敏原因的复杂性。

隋代我国最早的一部有关病因病机的专著《诸病源候论》中的"呷嗽"

很像现代医学中的哮喘，其中说到"呷嗽者就是咳嗽也，其胸膈痰饮多着，嗽则气动于痰，上搏咽喉之间，痰气相击，随嗽动息，呼呷有声，谓之呷嗽。其与咳嗽大体相同，至于投药，则应加消痰破饮之物，此为异耳。"说明了其发病与痰有密切关系。

以后的金元时期朱丹溪的指出"哮喘之证有二，不离痰火，有卒感风寒而得者，有曾伤盐渴水而得者"。说出了哮喘发病不仅与外感风寒、内伤痰火有关，也认识到饮食也是导致哮喘的一个因素，这是我国最早有关哮喘病因的较全面记载。

《幼科发挥》指出："小儿素有哮喘，遇天雨而发，发则连绵不已，发过如常，有时复发，此为宿疾，不可除也。"认识到本病的反复发作难以根除的特点。这些记载都为后世医家研究哮喘病奠定了理论基础。

目前虽然对哮喘病的发病论述较多，大都一致认为内壅伏痰是发病的宿根，而外感淫邪或饮食等则多为诱发因素。从中医文献中挖掘有关对小儿哮喘的认识，结合现代科学方法，对探讨治疗小儿哮喘证十分重要而具有现实意义。

二、有关小儿哮喘病的发病认识

治病必求于本，是中医学中的一个重要治疗原则，"本"是指疾病的根本，也就是病源。任何疾病在其发病过程中都会出现很多症状和体征，是机体阴阳失调、五脏不和，气机失司反映于外的现象，医生就是通过这些现象来辨证分析找出疾病的本质，从而针对疾病发生的原因进行治疗，达到有的放矢，取得满意疗效。

笔者根据自己的临床实践，对小儿哮喘的发病认识简述于下。

（一）哮喘发病与宗气的关系

"宗气"是积于胸中的气，其生成是由脾上输于肺的水谷精气与肺吸入的自然界的清气结合而成。清气系指自然界中的清净、新鲜的空气。万物生存都依赖于大气的供养，不同的生物对大气的成分有选择性的需求，人也离不开大气的涵养，尤其是纯洁清新的空气对人类生存更具有重要性，通过调查看到，人生活在空气新鲜、人口密度稀少的环境中，哮喘病的发病率较低，在人口稠密，烟尘弥漫，空气污染的环境中，则诱发哮喘发作的机会就多，小儿脏腑娇嫩，形气未充，适应自然变化的能力差，故更易发病，因此宗气的改变是导致患儿哮喘发作或加重的重要因素。另一方面宗气的形成离不开水谷精气，《黄帝内经》："饮入于胃，游溢精气，上输于脾，脾气散精，上归于肺"，许多患儿因进食某些食物如鱼、虾、肥腻食物等引起发病，即对某些食物过敏。

总之，调护宗气，就是要改善周围生态环境，净化大气，摒除一切对空气污染的不良因素，提高食物结构的合理性，维护脾的正常运化功能，对于缓解和治愈哮喘病都是必不可缺的。

（二）哮喘发病与寒热的关系

小儿哮喘病的发作有明显的季节性，多数患儿在气候寒冷的冬季或夏秋冬春气温骤变时发病。由于小儿脏腑娇嫩，腠理稀疏，对外界气候变化适应性差，因此非时之邪气——寒邪或热邪或风邪就容易侵犯肌表，内闭于肺，引动宿痰从而导致肺失宣散，肃降不能而发哮喘，所以增强儿童体质，提高免疫能力，注意避免风寒热邪侵袭，对减少哮喘病的发生十分重要。

又因小儿为纯阳之体，感受淫邪后极易化热，或因过食肥甘，积滞生热，热则伏痰，壅塞于肺，肺失清肃，临床上常见到有许多哮喘患儿体态肥胖，所以平时注意儿童饮食宜清淡，少食肥甘，适当调配营养，对预防哮喘病的发生或发作都是不容忽视的。

（三）哮喘发病与痰的关系

哮喘病的发生与痰有着密切的关系，中医所讲的痰系指痰饮而言，"痰饮"是机体水液代谢障碍所形成的病理产物，这种病理产物一旦形成就作为一种致病因素作用于机体，导致脏腑功能失调而引起各种复杂的病理变化。痰饮一般分为有形和无形两种，有形痰饮是指视之可见，触之可及，闻之有声的实质性的痰饮，比如咳嗽之吐痰，喘息之痰鸣等，这是由呼吸道分泌的痰液；无形的痰饮是看不到的实质性的痰饮，但可以引起诸多病理变化，哮喘病即是其中一种。《黄帝内经》："肺为贮痰之器"又兼小儿"脾常不足"，故易痰浊伏留于肺，为诱因所触发，则痰升气阻，痰气搏击而喘促哮鸣，《东医宝鉴》："痰为风苗……火动则壅于肺，痰火交作，则咳嗽喘急，宜泻白散合导痰汤。"中医治疗哮喘多选用涤痰、化痰、祛痰方法，亦可说明痰与哮喘的发生或发作之间的密切关系。

（四）哮喘发病与五脏的关系

肺居于胸中，是人体与外界气体交换的器官，通过不断的吸入自然的清气，呼出体内的浊气，维持着气的升降出入，保证了人体新陈代谢的正常进行，肺又主一身之气，又主卫气，直接关系到机体抗御外邪的能力，小儿哮喘的发生与肺系有着密切的关系。小儿哮喘日久不愈或反复发作，又容易导致肺气耗散，《景岳全书》："发久者，气无不虚。"肺气不足则卫外不固，抗御邪气能力下降，因此常易受风寒热邪侵袭而诱发，所以肺气虚是引起病久不愈的一个重要原因。

哮喘的发生与痰有着密切的关系，痰的来源系由津液所化；脾主运化，若脾不运化则津液不能输布，贮湿而为痰，故《黄帝内经》："脾为生痰之源"，小儿的病理特点是"脾常不足"，多因饮食不节或偏食肥甘等，损伤脾气从而导致脾气不足。中医治疗哮喘病常采用健脾益气的方法以达到截其痰源而治本的目的，常常获得满意效果。

肝主升发，又主疏泄，肝气条达则气机升降得宜，与肺气肃降相配合，从而保证呼吸功能正常进行。肝性喜条达而恶抑郁，最易受情志变化而发生异常变化，小儿多性情急躁，倘若欲想未遂，亦多导致肝郁气滞，肝失条达，气机不畅，必影响肺气肃降；同样，肺气壅塞不通，又可使肝气失疏，加剧肺气上逆，因此临床上因肝郁气滞而发哮喘者也实不少见。

《黄帝内经》："呼出在肺，吸入在肾，中间脾胃受之。"强调了肾主纳气的重要意义。《类证治裁》："肺为气之主，肾为气之根。肺主出气，肾主纳气，阴阳相交，呼吸乃和。"提示了肾气充沛，则摄纳有权，肺主气则呼吸均匀，气道通畅。小儿素有"形气未充""肾常虚"的特点，所以稍有不慎，损伤肾气，肾气不足，则摄纳失司，肾不纳气。《幼科发挥·肺脏兼证》："一女子素有喘病，发则多痰，予补肾地黄丸服之，或怪而问曰：喘者，肺府也。今补肾何也？予曰：肺主气，肾则纳而藏之。痰涎者，肾之津液所生也。哮喘吐涎，乃气不归元，津液无所受也，果服此丸而安。"肾不纳气是引起哮喘的一个重要方面。

肺主气通心脉，心主血上朝肺，"气为血之帅，血为气之母"，二者必须相互配合，才能保证气血的正常运行。哮喘患儿发作时或患病日久，多有口唇青紫，面色晦暗不泽，提示气机不畅或有郁闭，气滞则血瘀，同样血脉运行受阻，又会使气机更加闭塞，从而使临床症状加重，这一点在指导临床治疗上有一定探讨的意义，而且在实践中已被证实，在缓解危重证候方面使用活血化瘀药物常常获得明显效果，同样也提示血瘀气滞或气滞血瘀也是导致哮喘病反复发作或顽固难愈的原因之一。

综上所述，不难看出，哮喘病的发生或发作虽属肺系疾患，但与脾、肝、肾、心都有密切关系，对认识哮喘病的发生和临床治疗都有积极意义，也体现了中医学整体观念的重要价值。

三、结语

小儿哮喘病的发生，概括起来不外内因、外因两方面，但都与气有密切关系。本文所讲的"气"，它包含有二方面含义，一是指自然界中的大气，也包括致病的邪气，例如寒、热、烟尘、花粉、尘螨、瘴气等，均可自口鼻或皮肤侵入人体而引起哮喘病的发生或发作；另一含义是指人体的五脏之气，即心气、肺气、肝气、脾气、肾气，也就是五脏的功能活动，任何一脏功能的失司，如肺失肃降、肺气上逆、肝气横逆、脾气不升、肾不纳气等，其结局导致气机不调，痰浊内生，痰气相搏阻滞于肺系，这是哮喘病发生的主要病机。

中医学对疾病的发生、发展、转归等过程，非常重视人体正气的作用，机体内脏功能正常，则正气旺盛，气血充盈，卫外周密，邪气则难于侵入，正气强弱决定了疾病的发生、发展及其结局。但是在某些条件下，并不排除邪气的重要作用，如有的哮喘患儿一旦接触过敏源而立刻发作。但正气充足也可以不发作，正如古人曰："正气存内，邪不可干"，这一点至今仍有其重要的临床意义。

小儿脏腑娇嫩，形气未充，身体各脏腑器官的发育和功能都不成熟，都不完善，尤其是腠理疏松，卫外机能不固，易受邪气侵袭，因此增强体质，加强锻炼，是减少小儿哮喘病的发作与发病的重要环节，治未病，防患于未然，这也是中医学的治则的最高指导思想。

咳喘平防治小儿咳喘性疾病48例疗效观察

刘清贞　　崔文成

小儿咳喘性疾病是临床常见疾病，多具有反复发作、缠绵难愈的特点，迄今无满意的特效疗法。自 1988 年以来，我们采用自制的咳喘平防治 48 例，取得较好的疗效，现介绍如下。

一、观察对象

本组 48 例中，支气管哮喘 12 例，喘息性支气管炎 26 例，毛细支气管炎 10 例，均符合 1987 年成都会议标准〔（华云汉，等。中华儿科杂志 1988，26(1):41）〕。男 27 例，女 21 例。年龄 2 ~ 9 岁，病程 20 天 ~ 3 年。

二、治疗方法

咳喘平由核桃肉：防风：黄芪：白术：陈皮：麻油：蜜＝25：1：3：1：1：10：25（重量比例）组成，由我院制剂室制成蜜膏瓶装。每次服用 10mL，早晚各一次，开水冲服。每服 20 天为 1 个疗程。连续服 2 ~ 3 个疗程。发作时酌情应用解痉平喘之中药汤剂或支气管扩张剂。停药半年后每月随访一次，半年后每 2 ~ 3 个月随访一次，记录发作次数、程度与一般情况（食欲、睡眠、体力、出汗等）。

三、疗效判定标准

显效：观察期间无发作或者发作次数减少 2/3，再发作病情程度减轻Ⅱ度以上，一般情况明显好转者；有效：发作次数减少 1/3，再发作病情程度减轻Ⅰ度以上，一般情况明显好转者；无效：服药后不足有效者。

四、治疗结果

总有效率 83.33%

	支气管哮喘	喘息性支气管炎	毛细支气管炎
显效	8	12	6
有效	2	8	4
无效	2	6	0

五、典型病例

李某，女，6岁，1988年11月初诊，患儿2岁时受凉后出现发热咳嗽气促，用抗生素、支气管扩张剂及退热药后症状缓解。以后经常因受凉后发作，咳喘气促，喉中痰鸣，夜卧不宁，纳少多汗，大便干燥。尤以秋冬季节为著，每月发作1~2次。发作时经由西药治疗后症状可暂时缓解，但难以解除反复发作之忧，故求中医治疗以图"固本除根"，遂嘱服咳喘平治疗3个疗程。停药后随访2年，共发作2次。发作时症状明显减轻，轻度咳喘，肺部可闻及少许哮鸣音，用2剂中药汤剂即可控制发作。患儿身体状况亦明显改善。

六、体会

小儿咳喘性疾病一般认为是由于外邪侵袭，或饮食不慎，或情志不遂等因素，影响肺气宣肃，致宿痰伏饮随气上逆，使肺气升降不利。故其发作时痰饮内伏为其夙根，外邪侵袭、环境改变、饮食情志等因素为诱因。由于痰饮久伏，一触即发，故常呈反复发作或缠绵不已。久之导致肺气耗损，气阴俱伤，势必波及脾肾。脾为后天之本，与肺气关系密切，脾虚则运化失调，水湿不化而为饮成痰，阻于气道则呼吸不利。肾为先天之本，主纳气，为气之根。肾虚则气失摄纳，同时，肾虚则脾气不振而痰饮内生。故小儿咳喘性疾病在病理上虽说是痰饮内伏为主因，然而肺脾肾虚，气化功能不足是其本。这也是本类疾病不易根治的原因所在。

咳喘平（院内制剂）是在民间验方的基础上，结合我们的临证经验组合成方。方中的胡桃肉甘温带涩，补肾纳气，敛肺定喘。蜂蜜甘平，润肺止咳。麻油甘平多脂，养血滋肾。三者结合，平补阴阳，滋补肺肾，定喘止咳，共为主药。黄芪补三焦而实卫，是补剂中之风药。防风遍行周身，为风药之润剂，二者相配，固表而不留邪，祛邪而不伤正。白术健脾燥湿，益气固表。以上三味即玉屏风散，补散兼施，守中实卫而疏表，为辅药。陈皮理气健脾，燥湿化痰，与白术相配，健脾益气而化痰饮，并使整个方剂补而不滞，为佐药。七药相合，标本兼治，共奏定喘止咳、补益肺肾之功。既有利于咳喘的缓解，又有利于预防复发，故临床收到良好疗效。并且味道甘美，易于保存，患儿乐于接受治疗，利于长期服用。

刘清贞名老中医治咳心法

一、究表里

凡见咳嗽，需究表里，在表宜疏，在里宜清。

"疏"即是：疏散风热、疏散风寒、疏风清燥。"清"即是：清寒热、清痰涎、清湿浊、清积滞。

区分外感咳嗽与内伤咳嗽，要注意做到分而不拘，拘而有序。

《证治准绳》"曾氏法：咳嗽者固有数类，但分冷热虚实，随证疏解。初中时未有不因感冒而伤于肺"。

外感初期，无论寒热与否，均不可轻易用下法；一般三日后方可考虑用桑白皮、葶苈子等药，以避引邪入里之误。《保婴撮要》："凡风邪外伤，法当表散而实腠理；其用下药，非邪传于内及胃有实热者不宜轻用"。

二、辨虚实

辨别虚实是治疗小儿咳嗽的重要环节。

脾、肺二脏的虚实对辨别小儿咳嗽的虚实有重要意义。在临床中重视辨别肺气的虚实尤为重要。

咳嗽见于秋冬多实，春夏多虚；初起多实，日久多虚。"实则泻之，虚则补之"，补不可过急，泻不宜过猛，补泻要有度。

王肯堂曰："凡肺之得病，必先观其心脾二脏之虚实。若心火烁金，即当先抑心气，后吃肺药；若心气和，即便看脾脉。"

临床中的寒热虚实错综复杂，治疗时须细分详辨。一般肺的实证、热证较多见，虚证少见，往往容易被忽视。久咳必伤津，津液枯耗，肺气虚散，在治疗时要注意在补气养阴的同时，需加入五味子、白芍、白果、百合等敛肺止咳的药物，以增其止咳之功效。

三、通腑气

肺与大肠相表里，肠气不通则肺气不降。

脾主运化，脾虚不运，则气阻滞生。《证治准绳》曰："若脾气盛实，则亦痞隔中焦，而大肠与肺表里不能相通。夫中焦热隔，则肺与大肠不通，其热毒之气必上蒸与肺而生痰……肺气实者通之。"

临床中必须要观其腑气的通畅与否，若腑气不通，多见腹痛、腹胀，或大便干结，方中常加入炒莱菔子、瓜蒌、枳壳、葶苈子等药，以达到通腑止咳之效。

四、益脾胃

益脾胃即是培土生金。

脾之腑为胃，乃是消化道之华盖。《内经》："其寒饮食入胃，从肺脉上至于肺"，胃和肺都与自然界直接相通，有着息息相关、紧密相连的关系。

虽然说五脏六腑皆令人咳，但与肺胃两者的关系尤为密切。

胃脾为后天之本，生痰之源。痰咳的病位在肺连于胃，治疗时应以健脾和胃为主，理气止咳为辅。脾虚不运，积滞萌生，腑气不通，气不上下，肺失肃降，则咳易生。正如《内经》所曰："此皆聚于胃，关于肺。"

钱乙曰治咳大法："先实脾土，脾母得实，肺则和平。"因此，在临床中常采用茯苓、白术、陈皮、扁豆、山药等实脾健胃的方药，防治小儿咳嗽均收到较好的效果。

刘清贞治疗小儿湿热病发热经验

小儿湿热病发热临证多见，常兼夹积滞，病程缠绵。现将刘清贞主任医师治疗小儿湿热病发热的经验整理如下。

一、病因病机

刘老认为小儿湿热病以暑、湿、疫疠为外感客邪，以饮食伤太阴脾而生湿邪为内湿；发病机理为外邪与内湿相合而发病。正如薛雪所说："太阴内湿，湿饮停聚，客邪再至，内外相引，故病湿热"。

二、辨证论治

根据五十多年临证经验，刘老对小儿湿热病论治，时刻注意中焦脾胃气机的升降，采用三焦辨证，主张透邪须配合消食导滞，解毒须配合化积祛湿，清热须配合利湿行气。湿热病发热，或伴呕吐、腹痛、腹泻，或伴咳嗽，或伴心悸、神昏等，刘老在治疗初期多选用新加香薷饮、甘露消毒丹，中期多选用菖蒲郁金汤、芩连二陈汤，后期多选用五叶芦根汤、千金苇茎汤。吐重加半夏、枇杷叶、黄连、竹茹、芦根、代赭石；泻重加车前子、薏苡仁、扁豆；持续高热者加石膏、羚羊角粉，或予退热剂对症处理。

三、病案举例

赵某，女，5岁。1997年8月15日初诊。反复发热10余天。初起体温38℃左右，咳嗽痰少、不吐不泻、纳尚好，大便不干不稀，已用青霉素等治疗至今，体温不稳定，时高时低，午后较著。形丰体胖，咽红，双肺呼吸音粗，心率稍快，舌红、苔黄花剥，脉细数。诊断为支气管炎、咳嗽，证属湿热伤阴。处方：藿香6g，白豆蔻6g，炒莱菔子10g，桔梗10g，白扁豆10g，柴胡10g，黄芩10g，荆芥10g，黄连6g，牡丹皮10g，石膏20g，金银花15g，板蓝根20g，青蒿10g，连翘10g，甘草6g。水煎服，并告诫患儿及其家长要节食。

三剂后复诊，热退、咳轻、大便偏干。上方去青蒿、柴胡、荆芥，加竹叶6g。水煎服，继用3剂。

按：该患儿低热起伏，午后较著，舌红苔黄花剥，脉细数，然形丰体胖，究其原因主要是饮食过度，运化不及，从阳化热，而成湿热。刘老从芳香化浊、行气化湿、透表清热着手，予甘露消毒丹合银翘散、小柴胡汤化裁；即使见有花剥舌也不予滋阴之品，而是径清湿热，湿热一去则阴可自复。

乳蛾解毒汤

方剂来源：山东省名中医药专家刘清贞临床验方

药物组成：金银花15g，大青叶15g，板蓝根15g，锦灯笼6g，桔梗6g，甘草6g，牛蒡子6g，玄参6g，牡丹皮6g，赤芍10g，马勃5g，青蒿

15g，薄荷 6g，公英 10g，黄芩 6g。

适应证：小儿扁桃体炎，风热、热毒证。扁桃体炎系指腭扁桃体的非特异性炎症，中医名为乳蛾，其致病因素为外感邪毒，热由毒生，毒热炽盛，客于喉核，乳蛾乃成。多为急性发病，主要表现有发热、咽痛，可兼见头痛、四肢酸痛，打鼾，清嗓，耳痛，颌下肿痛，腹痛、恶心呕吐、痰涎壅盛等。检查可见体温 37.5℃以上，扁桃体充血、肥大一般在Ⅱ度～Ⅲ度、表面凹凸不平、有脓等分泌物，或颈部淋巴结肿大，舌质红或舌尖边红，苔薄黄或黄厚，脉数。

使用方法：用水泡半小时，头煎煮沸 8 分钟，二煎煮沸 20 分钟。频服，日 1 剂。

注意事项：高热者酌加生石膏、羚羊角粉。化脓者可选加僵蚕、蝉蜕、全蝎。热退纳呆，选加炒三仙（炒山楂、炒神曲、炒麦芽）、鸡内金、藿香。药后大便稀，超过日三次者，可减牛蒡子，酌加沙参、芦根。

临床疗效：对乳蛾解毒汤进行剂型改革而研制的乳蛾解毒合剂，按照科研设计方案进行了 130 例临床试验，其中对照组 30 例。结果试验组治愈率 69%，总有效率 93%；对照组（银黄口服液）治愈率 20%，总有效率 86.67%。经统计学处理，两组之间有非常显著的差异，乳蛾解毒合剂试验组的疗效，明显优于对照组，且未见明显不良反应。药效学研究表明，乳蛾解毒合剂有明显的退热、消炎、镇痛作用，还有一定的抗病毒抑菌作用。毒理学研究表明，未见明显毒性作用。

【按语】重用金银花为君，清热解毒；辅以蒲公英、黄芩、大青叶、板蓝根、锦灯笼、牛蒡子、生甘草解毒退热，消肿利咽；赤芍、丹皮、马勃凉血活血，化瘀散结；青蒿、薄荷芳香清透，疏风退热；佐用玄参滋阴降火，以防毒热伤阴；使以桔梗宣肺利咽，载药上达病所。诸药相伍，使毒解热退，瘀散肿消，共奏解毒退热、散瘀消肿之功。若毒热不除，则热盛肉腐，蕴结成脓。故本方贵在早用、频服，大剂清解，毒热乃除。

百日咳综述

刘清贞

百日咳是小儿时期常见的一种急性呼吸道传染病，典型的临床症状以阵发性、痉挛性，咳后带有吸气样特殊的吼声为其特点。发病后给患儿带来极大的痛苦，因其传染性强，病程长，易诱发肺炎等并发症，故应引起重视。

一、源流历史

在世界医学史上，有关百日咳的记载，最早见于我国唐代的孙思邈（581-682 年）《备急千金要方》："治小儿嗽日中差夜甚，初不得息，不能复啼""治少小十日以上至五十日，卒得謦咳、吐乳、呕逆、暴嗽，昼夜不得息"。隋·巢元方（公元 610 年）《诸病源候论》："厥阴咳，咳而引舌本是也"。钱乙《小儿药证直诀》中卷，东都药铺杜氏"有子五岁，自十一月病嗽，至三月末止，始得，嗽而吐痰，乃外风寒蓄入肺经……其候面青而光，嗽而喘促哽气，又时长出气"，结果大喘而死，可能是百日咳。

也有人疑心此病是从日本传到中国来的，因为日本雍州府志曾记载：在弘治二年九月，东京小儿患此病的很多，死亡者亦甚众。日本的学者认为，那时京都小儿所患的咳逆是百日咳。弘治二年，相当于我国明嘉靖 35 年（公元 1556 年）。据明万历 13 年（公元 1585 年）管橓著的《保赤全书》已查到有"顿嗽"的记载，与日本比较晚了 29 年，因此，可以怀疑日本先有此病。可是，在沈尧中的序言说："吏治之暇访之管孝廉，得所遗书若干卷。因命医工互相校正，梓之以传。"沈尧中所访的孝廉一定是管橓的后人，管橓不知是孝廉的先几世了，所以此病也有可能是中国先发现，后来传入日本的。日本医学史上曾说"此病是渤海客带来的"，这与上述似乎可以吻合起来。

百日咳在国外医史上最早的一份完整的记录是 1578 年本病在巴黎流行时 De.Baillon 氏所写的详细报告。

二、命名

百日咳的名称，原是日本的俗名，我国最早叫过顿嗽，见于管橓的《保赤全书》："若咳甚气喘，连声不住，名为顿嗽，甚至饮食汤水呛出，或咳出血者。"

崇祯 11 年（公元 1638 年）吴元溟《儿科方要》说："顿嗽者，小儿咳，即呛顿，连声不已，嗽则脸红，吐则止。"

《幼科金针》："夫天哮者……其证嗽起连连，而呕吐涎沫，涕泪交流，眼胞浮肿，吐乳鼻血，呕衄睛红。"

《本草纲目拾遗》："顿咳，从少腹下，逆上而咳，连嗽数十声，少住又作，甚或嗽发必呕，牵制两胁，涕泪皆出，连日不愈者。"

《儿科分要》："顿咳者，小儿咳即呛顿，一连声不已，嗽时脸红，吐则止。"

《医宗真传》："咳嗽俗名呛，连咳不已，谓之顿呛。顿呛者，一气连呛二三十声，少则十数声。呛则头倾胸曲，甚则手足拘挛，痰从口出，涕泪相随……小儿患此，谓之时行顿呛。"

除上述外，古代文献还有鹭鹚咳、鸡咳、痰咳、天晓呛、疫咳、迫咳等病名记载。随着历史的发展，百日咳这种特殊的咳嗽，已引起了历代医家的重视，百日咳的特点不断被人们所认识。

从百日咳的命名来分析，古人都是抓住了百日咳的一个特点而命名。如：疫咳、天哮、天哮呛、时行顿呛，指出了百日咳的传染性；鹭鹚咳形容咳嗽时的形态；顿咳、顿嗽、迫咳，说明了咳嗽的阵发性，痉挛性；鸡咳描述了阵咳所特有的鸡鸣样的吼声。

以上不难看出古人对百日咳的认识，已经有了一个比较完善的概念，与现代医学中的百日咳定义是相符合的。

三、病机

现代医学认为，百日咳是由百日咳杆菌引起的一种急性呼吸道传染病，此细菌是比、法两国细菌家 Bordet 与 Gengou 二氏在 1906 年自早期患儿痰内分离而来的。当时称作薄 - 金二氏杆菌，后来根据其病原性和生理特点，定为百日咳嗜血杆菌，简称百日咳杆菌。当细菌进入患儿呼吸道后，即在喉头、气管、支气管黏膜开始繁殖，分泌毒素，引起黏膜发炎，产生大量的痰液，痰液积聚，影响了纤毛运动，刺激了呼吸神经末梢，而引起了剧烈的痉挛性咳嗽。

中医学认为百日咳的病因，不外内因与外因。外因虽有时邪病毒、时行风邪、时行疫邪三说，但总起来都是因具有传染性的邪气而引起的。内因有二种论点：一是内蕴伏痰，其病机是风邪与伏痰搏结，郁而化热，煎熬津液，酿为痰浊，阻遏气道，肺失清肃，壅塞不宣，以致肺气上逆而痉咳阵作，须待黏稠痰液尽量吐出，气机通畅，痉咳始暂缓解；二是脾气不足，主要是时邪伏于肺，郁而化热，炼液为痰，痰热互结，阻滞气道，肺失清肃，肺气上逆而产生咳嗽，咳不止，久则气虚，脾气易耗，金不克木，木无所制而肝旺，木火刑金，肝为风木之脏，主动，因此产生痉咳阵作。

另外，我国近代医家根据治疗本病的临证经验，认为其病机与肝经郁热有关。在实践中也常以清肝泻火、化痰止咳法治疗，尚能收到较满意的效果。

四、治疗

百日咳在明代以前，还没有认识到这是一种特殊的咳嗽病症，因初期症状与一般外患疾病相似，难以鉴别，故文献记载大多是属于痉咳期的症状，或后期的阴伤木旺，肝风内动，痉厥症状的描述和治疗方法。

《备急千金要方》曰："治小儿嗽日中差夜甚，初不得息，不能复啼，四物款冬丸方：款冬花、紫菀、桂心、伏龙肝"，又"治小儿十日以上至五十日，卒得謦咳，吐乳、呕逆、暴嗽、昼夜不得息，桂枝汤方：桂枝、甘草、紫菀、麦冬"。

《幼科全书》曰："咳久，连声不已，且口鼻出血者，治法以茅根汤主之。"

《保赤全书·天哮》曰："夫天哮者……治法以降火清金法，消痰祛风。"

《活幼心书》曰："有一证，咳嗽报时、顿呕吐、克食与痰俱出，方少定……肝克脾土。"

《温病条辨·解儿难·疹论》曰："凡小儿连咳数十声不能回转，半日方回如鸡声者，千金苇茎汤合葶苈大枣泻肺汤主之。"

《本草纲目拾遗》曰："顿咳从少腹下，逆上而咳逆，嗽数十声，少住又作，甚或嗽发必呕，牵掣两胁，涕泪皆出，连月不愈者，鹭鸶咳丸主之。"

《许氏幼科七种·治验顿咳》曰："嗽之既久，风变成热，夏月火旺克金，主治之药，宜泻火以葆金。"

以上说明历代医家对百日咳的治疗做了较详细叙述，对后世的临床研究，有其重要的指导意义。

近年来，百日咳的治疗方法多、路子宽，一般常用方法仍是清热泄肺，化痰镇咳为主，但也要查其具体病症，灵活运用。如：郭锦章等运用自拟"车前止嗽饮"治疗小儿百日咳153例，总有效率达93.75%。方药：车前子、光杏仁、蒸百部、橘红、川贝母、炙冬花、炙紫菀、桑白皮、浮海石、海蛤壳。鼻衄者加栀子炭、白茅根。痰中带血者加百合、白及。

要注意正邪的虚实转变，百日咳患者虽为小儿，但邪气盛实，咳嗽日久，可导致气虚，但多是实中挟虚，或实多虚少，实急虚缓，故可先泄其实。如：任国顺自制"百咳丸"治疗百日咳283例，制法：用甘遂、大戟、芫花各30g，分别用醋炒至黄焦，共为细末，面粉60g炒黄后加水熬成糊，同药制成丸，如梧桐子大，1～2岁每次1丸，每增2岁加1丸，清晨一次服下，重证可服两次，一般3～5天即可痊愈，个别病情严重者，需服药15天。

要抓住小儿脏腑娇嫩，多虚易实的特点。咳嗽不止，脾气易耗，甚则久病及母而损及脾，或金不生水而累及肾，故元气亏损是本病缠绵难愈的重要原因，临床常用标本兼顾、攻补兼施之法。如：范述方运用桑杏汤加减治疗78例，其中76例服药一剂痉咳的次数和时间均有不同程度减少。方药：桑叶、沙参、杏仁、川贝、百部、青黛、马勃、麻黄、葶苈子、桔梗、木通、冰糖、茅根。付崇林自制百天宁咳汤治疗百日咳50例，服药3～15剂，无论症状轻重，均能明显见效。方药：百部、天竺子、苦杏仁、前胡、葶苈子、生甘草、制胆星、广地龙、鲜石胡荽、鲜侧柏叶、大枣。黎炳南自订"百马汤"（百部、马兜铃、炙甘草、大枣）作为基础方结合辨证、随证加减，常获显效。

有人认为，痉咳期的症状，呕吐、目赤、胁肋痛胀、抽搐等与肝之病理有关，运用清肝泻火、平肝息风等方法治疗收效显著。如：肖淮益运用龙胆泻肝汤加减治疗百日咳41例，其中治愈32例，好转7例，无效2例。方药：柴胡、龙胆、黄芩、栀子、百部、紫菀、蜈蚣、钩藤、车前草、银花，合并肺炎者加鱼腥草、桑白皮。赵荣胜自拟经验方左金理肺汤治疗百日咳30例，痊愈25例，有效5例。方药：川连、麻黄、甘草、大黄各2g，吴茱萸0.5g，乌梅、榧子各8g，蝉蜕、百部各4g，桃红、杏仁各3g。另予琥珀抱龙丸1粒化水冲服；章璋铨自制僵蚕地龙汤治疗百日咳35例，其中痊愈27例，基本治愈6例，好转2例。方药：北沙参、桔梗、甜杏仁（或川贝）、僵蚕、地龙、天竺黄、瓜蒌皮、甘草。文仲书运用养阴清肺、化痰止咳法，治疗百日咳后期虚风内动的患儿，收到了较好的疗效。方药：天冬、麦冬各6g，紫菀、百部、白前、南沙参、僵蚕、生地、花粉、阿胶、龟甲、鳖甲、当归。日本的花濑千秋采用家传治疗百日咳秘方"顿嗽汤"加石膏（柴胡3.5g，桔梗5g，黄芩2.5g，桑白皮3g，山栀子0.5g，甘草1g，石膏10g）治小儿百日咳疗效显著。

有人收集民间有效的土、单、验方进行治疗。如：黄明清收集民间有效青草药自制百日咳合剂，治疗百日咳166例，其中痊愈131例，好转25例，无效10例。方药（要求使用新鲜草药）：紫花地丁、石胡荽、积雪草、枇杷叶、小金钱草、刁毒虎、一点红、忍冬藤、百部、冰糖。

中西医结合治疗百日咳，开辟了新的治疗途径。武重威运用复方丹参注射液加氯霉素治疗25例经对症治疗未效者，结果治疗6天，治愈21例，有效2例；9天治愈23例，有效2例；12天全部治愈。治法：肌注复方丹参注射液2mL，日一次，口服氯霉素40～50mg/kg/d，分四次服，最大量为1g/d，咳嗽消失后，继服氯霉素3天。

治疗百日咳，除上述药物外，传统的针灸疗法也给百日咳的治疗增加了新的内容。如：顾天培应用针刺治疗小儿百日咳112例，临床效果较为满意，总有效率达92%。方法：取四缝穴，经常规消毒后用三棱针点刺，挤出黏液，以酒精棉球轻按针孔，每日一次，每次一手，交替七次一疗程。

综上所述，运用中医中药治疗百日咳，确实收到较好的效果，但目前尚未发现奏效快、服用方便，较理想的中、西药物。近年来，随着预防工作的不断开展，小儿普遍接受了百日咳疫苗的接种，大大地降低了百日咳的发病率。这正符合了中医学的不治已病治未病的治疗原则。因此，我们不但要重视百日咳的治疗，更重要的防病于未然，尽快地探求出一条运用中医中药预防百日咳的路子来，造福于子孙后代。

漫谈中医对麻疹的认识

刘清贞

一、麻疹的命名

历代儿科医书上名称很多。元·滑伯仁《麻证新书》已有麻疹记载。麻疹又名瘄，有砂子、瘄子、麸疹、麻子、蚊疔、火炮等异名。明朝，龚信氏（1629年）在他所著的《古今医鉴》中将以上各种名称统一称为麻疹。麻疹的俗名也因地区而不同。华北称疹子，河南称稃疮，江西称麻子、小喜事，江南称痧子等。其名虽异，其症则同。

二、麻疹的病因

麻疹发病的原因现在公认的是麻疹病毒。但祖国医学对麻疹的病因，有其逐渐认识的过程。

（一）"胎毒"之说

《小儿药证直诀》曰："小儿在胎十月，食五脏血秽，生下则其毒当出。"《仁端录》："疫疹皆胎毒所发，毒者火也。"

（二）"胎毒"加"外邪"之说

《麻科全书》曰："麻虽胎毒，未有不由天行时令而发者。"《证治准绳》："痘疹之发，显是天行时气……可谓胎毒哉？"

（三）"外邪"之说

《麻疹拾遗》曰："麻疹之发多为天行疠气传染。"

《痘疹启微》曰："麻疹未有不由天行疠气而发者。"

（四）"麻毒时邪"之说

见于《中医儿科学讲义》（1964年全国中医教材会议审定）

（五）"麻疹病毒"之说

《中医儿科学讲义》（1974年全国高等医学院试用教材）统称为麻疹病毒。

三、麻疹传染途径

患者口、鼻、眼部分泌物及大小便中均含大量病毒，患者说话、咳嗽、喷嚏的飞沫散布在空气中，经鼻或眼结合膜侵入易感者。传染期一般为出疹前五天至出疹后五天。患者若有并发症可延长至出疹后十天。

四、麻疹临床表现

麻疹病毒为阳毒、热毒、疫疠之邪。由口鼻而入，伤于肺卫，蕴于脾肺，发于肌肤。《麻科活人书》："以火照之，隐隐于皮肤之内，以手摸之，磊磊于肌肉之间""麻疹出现全凭热，身不热兮疹不出，潮热和平方为福，证逢不热非大吉。"

疹前期：类似感冒症状，有发热、咳嗽、流涕、喷嚏、目赤胞肿、神倦纳呆或伴呕吐泻泄，口腔颊部可见"麻疹黏膜斑"。

出疹期：发热三至四天后，自耳后、头面、胸背、四肢先后出现沙粒状皮疹，可融合成片，色泽由淡红变鲜红至暗红色斑丘疹。

疹没期：出疹3~4天后，热退、诸症渐消，皮疹按出疹先后顺序收没，可有糠状样脱屑，并可留下褐色斑痕。

五、麻疹的诊断要点

麻疹早期诊断三要点，即"观""查""找"。

"观"麻疹相，即麻疹的特殊相貌。困倦多睡，手指发凉，面红耳赤，鼻流黏涕，目赤胞肿，眼泪汪汪，畏光羞明，眼睑红赤。《幼科症治准绳》曰："以火照之，遍身如涂朱状，此疹将出之状。"

"查"麻疹报标，患儿发热2～3天，在下眼睑内有红线3～4条。两耳后，两手尺脉部和前后心处，在光线明亮的地方可见到如针头大的小红点3～5个，以上两种发现中医学称为"麻疹报标"。它的出现比科泼立克氏斑早1～2天。《麻科活人书》曰："认麻须细看两耳根下，颈项连耳之间，以及脊背以下至腰间必有三五红点，此即麻之报标……此屡试屡验者也。"

"找"麻疹黏膜斑。麻疹黏膜斑是苏联的费拉托夫（1895年）、美国的科泼立克氏（1896年）发现的，后称"费–科氏斑"或"科泼立克氏斑"。"麻疹黏膜斑"是早期诊断麻疹的重要体征之一。一般在发热2～3天后，患儿口腔颊部在第一大臼齿相对的黏膜上有如针头大小（0.5～1mm）、呈灰白色、周围有红晕的像沙粒一样的颗粒，以后逐渐增多，并可融合成片，甚至可蔓延到口腔，如齿龈、口唇等处，在光线明亮的地方很容易找到。《麻证新书》（元·滑伯仁）说："舌上白珠累累如粟，甚则上颚牙龈满口遍生。"这是我国医学史上早期诊断麻疹的最先描述，它比"科泼立克氏斑"早528年。由此可证明我们古代医家很早以前就对麻疹的早期诊断做了认真细致的观察和记载。

六、麻疹的治疗

前人医家在长期治疗麻疹的实践中摸索出许多经验。"麻为阳毒，以透为顺，内传为逆""麻不厌透""麻喜清凉""麻宜发表透为先，形出毒解便无忧""疹透毒出，疹净毒净"。《医宗金鉴》："凡麻疹出贵透彻，宜先用发表，使毒尽达于肌表。若过用寒凉，冰伏毒热，则必不能出透，多致毒气内攻，喘闷而毙。至若已出透者，又当用清利之品，使内无余热，以免疹后诸症。且麻疹属阳热，甚则阴分受伤，血为所耗，故没后须以养血为主。可保万全。"这段经文给我们指出了治疗麻疹的规律和禁忌，并告诫我们治疗时应视其毒邪的部位、表里、性质，有的放矢的辨治。

七、麻疹治疗的常用方剂

（一）刘东昇表疹验方

[主治]风寒束表，疹毒郁肺。

[组方]银花、连翘、浮萍草、蝉蜕、炒牛子、桔梗、浙贝、芦根、甘草。

（二）银翘散加减

[主治]疹前期，宜辛凉透表。

[组方]银花、连翘、浮萍、蝉蜕、薄荷、炒牛子、荆芥、桔梗、芦根、甘草。

（三）宣毒发表汤加减

[主治]疹前期，宜辛凉透表。

［组方］升麻、葛根、连翘、牛子、前胡、蝉蜕、薄荷、杏仁、荆芥。

（四）竹叶柳蒡汤

［主治］麻疹透发不出、喘咳、烦闷、里热伤津证，宜清热透疹。

［组方］西河柳、荆芥、干葛、蝉蜕、薄荷、炒牛子、知母、元参、竹叶、甘草。

（五）山东表疹方（济南验方）

［主治］麻疹初期，见疹未透，咳嗽喘急。（早期麻疹并发肺炎之兆）。

［组方］桑叶、菊花、蝉蜕、浮萍、金银花、地丁、连翘、葛根、升麻、麻黄、杏仁、生石膏、芦根、赤芍、薄荷。

（六）清解透表汤加减

［主治］发疹期，肺胃热盛、口渴引饮、耳红目赤。

［组方］金银花、连翘、地丁、葛根、紫草、知母、射干、桔梗、薄荷、甘草。

（七）民间地方治疗验方

1. 葛蝉牛蒡汤（疑似麻疹）

［主治］麻疹初期 2～3 天，身发热，疹未出时服之，即可见疹；若非麻疹则身热自退。

［组方］葛根、蝉蜕、炒牛子、薄荷、钩藤、桑叶、前胡、连翘、桔梗、赤芍、芦根、甘草。

2. 银芦翘杏汤

［主治］麻疹中期，见疹 3～4 天，身热时服之。

［组方］银花、连翘、芦根、杏仁、葛根、蝉蜕、生石膏、赤芍、麻黄、薄荷、甘草。

3. 芩连地石汤

［主治］见疹 6～9 天，热退疹消时服用

［组方］鲜生地、黄芩、炒黄连、生石膏、焦山栀、桑白皮、地骨皮、金银花、连翘、沙参、石斛、寸冬、玉竹、鲜芦根、生甘草。

4. 葛柳浮萍汤

［主治］疹邪内陷。疹出之时，突受风寒，一出即没，可急服此方，

追邪外出。一剂不出当日可再追服一剂。

[组方]葛根、西河柳、浮萍、鲜芫荽、蝉蜕、升麻、薄荷、赤芍、麻黄、杏仁、生石膏、桑叶、菊花、芦根。

5.决明消炎汤

[主治]麻疹并发肺炎,症见咳嗽气急,鼻翼煽动,抬肩肚胀,胸高气喘,烦躁不安,甚则昏迷抽风。

[组方]生石决明、银花、连翘、蒲公英、大青叶、麻黄、杏仁、生石膏、前胡、黄芩、苏子、青蒿、桑白皮、地骨皮、桔梗、全蝎、钩藤、鲜芦根、竹沥水。

八、麻疹的预防与护理

1.按时接种麻疹疫苗。

2.注意饮食,做到清淡、营养,忌食辛辣油腻。

3.保持室内空气新鲜、流通,勿受风寒。

4.注意衣着、被褥适宜、经常洗晒。

中药剂改的管见

刘清贞

中医儿科是中医学宝库中的重要组成部分。在我国医学史上,有志于儿科的医家层出不穷。他们继承了前贤的学术成就,经过实践,又发展于后世,逐步形成了有理论、有实践的完整的小儿的专门学科。扁鹊、钱乙、董汲、陈文中等著名的儿科先辈,为中医儿科的发展做出了重要贡献。随着历史的发展,小儿的生长、发育、保健等越来越受到了各界人们的普遍重视,尤其是中药的无不良反应,更是当今许多化学合成药物所不及的,已引起了国内外人士的关注。很多疑难重症,经用中医中药治疗后,均获得了满意的效果,故求治于中医的患者逐年增加。我院儿科门诊人次经常居全院首位,每日门诊量达300人次左右。随着中医儿科声誉的提高,我们所面临的一个突出问题就是用药剂型和给药途径方面急需进行改革和创新，以适应当前儿科工作需要，就此提出个人几点不成熟的看法：

一、学习和继承前人制剂经验是剂型改革的基础

药物是治病的武器，临症时需根据药物之间相须、相使、相长、相杀、相恶、相反进行配伍组成方剂。剂型是根据临床上治疗各种疾病的不同需要，将药制成一定大小和不同形状的制剂。历代医家在临床实践中创造了许多种剂型，我国最早的药物学专著《神农本草经》以及《内经》《伤寒》《金匮》等中医名著中可见有汤、丸、丹、散、膏、熏剂、洗剂等记载，长沙马王堆墓中的帛书《五十二病方》中也发现了有关丸、散、汤、丹等剂型记载。由此可见古人在治疗不同疾病的过程中，根据其需要精心推敲，选用适当的剂型，用药之精，用剂之妙，是值得后人深思的。中药味苦、量多，服药困难人所共知，而小儿服药则更难，早已引起了历代医家的重视，如钱乙的《小儿药证直诀》中，汤剂只有五首，其余一百余首均为丸、散剂，可见古人在解决小儿服药难的问题上，早已在剂型上找到了解决的办法。

在学习和继承前人中药剂型中，至今沿用最多的仍为汤剂（内服外用），常用于一般疾病和某些急性疾病，汤剂虽有煎服不便之弊，但因其吸收好、起效快、用药灵活，在临床应用中仍占首要地位。我们儿科自中华人民共和国成立以来，主要是应用汤剂治疗小儿常见病、多发病，汤剂约占常用剂型的95%以上。日本的丹波元坚曾精辟地阐明说："汤之为物，煮取精液，药之性味，浑然融出，气势宏壮，其力最峻，表里上下，无所不达，卒病痼疾，无所不适，是故补泻温凉，有毒无毒，皆以汤为代，所以用汤最多也。"但汤剂是小儿最难接受的剂型，尤其遇有重症或呕吐的患儿，就更难灌服，往往给治疗带来许多麻烦。

丸、散剂是将药物碾成细末，或以蜜、水、米糊、酒、醋为赋型剂制成固体剂型，其优点是服用方便，便于携带，疗效持久，是目前较受欢迎的剂型。我院协定处方"小儿调胃散"在治疗小儿消化不良，食欲不振，腹泻等方面取得了较满意的效果。"小儿口疮粉"外敷治疗小儿口疮、鹅口疮其效甚佳。散、丸剂型不及汤剂奏效显著，但事先可根据需要配制，无需煎熬，随时可用，如中医的三宝（安宫牛黄丸、至宝丹、紫雪丹）

均非汤剂，在遇有危重患儿时便可首先选用，"足以奏功于燃眉之急焉"，补其汤剂远水不解近渴之短，为后世急症的研究和剂型改革奠定了基础。

另外，传统的丹剂、酒剂、茶剂、锭剂、条剂、线剂等，均有其独特的功用，为我们进行剂型改革打下了良好的基础和提供了宝贵的经验。近几年来随着中医事业的发展，制剂工作在继承前人制作方法的基础上，同现代制作方法相结合，又创出了许多新剂型。如针剂、冲剂、橡皮膏剂等等。这是中药剂型发展的一个新方向。儿科不同于其他科别，对剂型的需要是多方面的，给药途径也是多渠道的。改革的目的就是为了使中医药在儿科常见病多发病特别是急难症中发挥特有的疗效。

二、剂型改革应尽量符合少、小、速、效的原则

少：是指药味少而精，在药物的配伍方面，要发挥其协同作用，避免对抗作用，使药物充分发挥其作用。这样一方面可节约药材，另一方面亦可降低药价，减轻病家负担。

小：是指药物的用量小、体积小，便于患儿服用、携带。

速：用药后药物发挥作用要迅速，其关键是给药途径的问题，改变过去单纯口服的给药方法，变为多渠道投药，可根据不同疾病的轻、重、缓、急选择适当的方式，比如急重或服药有困难的患儿，可制成中药注射剂，供皮下、肌肉、静脉、穴位注射。

效：指疗效高，是中药剂型改革重要的原则。无论如何改革，如果失去疗效，就失去了改革的目的和要求，改革岂不成为一句空话。因此改革中要紧紧抓住"效"。目前社会上有些新产品，只注意装潢包装而忽视了疗效，甚至有的唯利是图，以假代真，以劣充优，一害国家，二害人民，是值得人们警戒的。

三、勤求古训，博采众方，广开思路，大胆创新，是小儿中药剂型改革的方向

小儿中药的剂型，是历代儿科医家所重视和探讨的大问题，虽然也取得了很大成效，开辟了许多新的给药途径，但总是满足不了广大患儿的需求。这并非我们的前辈在这方面无能为力，而是应该看到当时的历史背景和科学条件。能够在 2000 年以前就成功研制出了膏、丹、丸、散等剂型，

我们应该为自己的医学老前辈的卓越成就感到骄傲和自豪。今天我们已经进入了电子、电脑的时代，如果再遵循守旧、固步自封，没有一点创新的精神，确实辜负了前人的期望。

所谓创新，并不意味着废古兴新、取消遵古炮制，而是要在学习和继承前人制剂的基础上，更上一层楼。大家都知道誉满全球的日本"救心丹"就是在我国"六神丸"的基础上保留了麝香、蟾酥、牛黄、熊胆、珍珠等药物，加犀角、人参而成。我们又经研究其益气温阳的作用还不够，又增加了灵芝、附子、红花等药，成为中国现在的"活心丹"。

鉴于病窦综合征多表现为虚寒证，根据病理药理选用温补方药，主要作用于肾上腺素能受体的药物（洋金花、附子），配伍中又加了温中、开窍、益气、活血化瘀的肉桂、鹿茸、麝香、丹参、龙脑等药，组成了新的治疗病窦综合征的新药"心宝"，在创新的路上又前进了一步。

因此我们要广开思路，大胆设想，要以中医的理论为依据。去年我们试制了一批小儿药物香袋，设想借助药物的气味挥发作用，来探索出一条小儿防病的路子来。

我们认为小儿为纯阳之体，脏腑娇嫩，腠理不密，极易受六淫之邪的侵袭，故小儿的外感病较为常见（约占门诊疾病的 60% 以上），而呼吸道的传染病，大都属于中医学温病的范畴。温病的转变规律是"温邪上受，首先犯肺"。入侵人体的途径是从皮毛、口鼻而入。肺主皮毛，开窍于鼻，肺朝百脉，在呼吸过程中，血液经肺流注全身。既然病邪能从口鼻、皮毛而侵入人体，那么药物也可从口鼻、皮毛而进，以达到其防病治病的目的，也就是外治法。

外治法早在《内经》中就有记载，清代徐大椿认为："使药性从皮毛而入其腠理，通经贯络，或提而出之，或攻而散之，较服药尤有力。"应用外治法治疗小儿内科病是值得我们去探讨的。

综上所述，小儿剂型改革是时代的需要，人民的委托，也是我们义不容辞的职责。大胆创新，广开思路，勇于前进，走出一条剂改的新路子，为子孙后代造福，为人类造福。

小儿止汗粉外扑治疗盗汗32例

刘清贞　张桂兰

盗汗是儿科较常见的症状，我们自1989年4月至10月，应用小儿止汗粉外扑治疗小儿盗汗32例，收到了满意的疗效，简介如下。

方剂来源：本方来源于吴时机的《理瀹骈文》中的止汗粉一方去糯米粉，加浮小麦。

方药：浮小麦20g，煅龙骨10g，煅牡蛎10g，麻黄根10g，白术10g，藁本10g，冰片1g。

制法：上药共为细粉，装瓶封口备用。

用法：用纱布将细粉包裹，扑打汗出部位，7天为1个疗程。

临床资料：32例病例均来源于门诊病历，病历选择标准为睡后或睡中盗汗者。其中男18例，女14例；年龄最大者8岁，最小11个月；病程最长者3年，最短者4个月；有佝偻病史者19例，伴有遗尿者5例，先心病1例，上呼吸道易感者24例。

疗效标准：显效：用药1个疗程后，症状明显减轻，汗量比前减少1/2以上。好转：用药1～2个疗程，症状有所好转，汗量较前减少不足1/2者。无效：用药2个疗程以上，症状无改善。

治疗结果：显效14例（占44%），好转15例（占47%），无效3例（占9%），总有效率为91%。

典型病例：孔某，女，1岁6个月，1989年9月12日初诊，其母代诉，患儿盗汗7个月余，每睡后即汗出如洗，尤头部最显，入秋以来，汗出更甚，常渍湿枕巾、衣服，夜间惊啼不宁，饮食尚可，大便干，小便正常。望其精神佳，发育良好，唯头发稀疏不泽，查其舌红苔少，指纹青紫。诊为阴虚盗汗，嘱家长待患儿睡后用小儿止汗粉外扑汗出处，后经随访，患儿用药后二天，汗出明显减少，七天后痊愈。

体会：小儿汗症虽不是大病要证，但已引起历代医家的重视，早在《内经》中有"有汗""寝汗""漏汗"等记载，为后人认识和研究汗症奠定了丰富的理论基础。临床中我们体会到，小儿盗汗是指小儿在睡后汗出的一种症状，儿科鼻祖钱乙云："盗汗，睡而汗出，肌肉虚也"。盗汗的发生责之心血不足或因阴虚火旺最为多见，小儿最多见于因饮食积滞，日久化热而致，其证除盗汗以外，常伴有潮热，手足心热，纳呆，睡卧不宁，或见口臭腹痛，大便干或泻下臭秽等症，小儿脏腑娇嫩，形气未充，腠理疏薄，卫外不固，营卫失调，津液无束，则妄池于外，而汗出日久，必伤气阴，而致体虚，"邪之所凑，其气必虚"，百病易生，直接影响了小儿的身体健康。

从临床中我们体会到，小儿盗汗除见有周身汗出表现外，还常见有表现为局部汗出，尤以头部及胸背汗出最为常见，因此治疗时采用外扑的方法，其效果不但好，而且也适宜。在 32 例患儿中有佝偻病、先心病、遗尿等病的占 98% 以上，更进一步说明盗汗多为虚症。小儿止汗粉是根据《内经》中"散者收之""虚者补之"的治疗原则而应用于临床的，方中煅牡蛎、麻黄根、浮小麦收敛止汗治其标；白术益气健脾固其本；冰片、藁本芳香开窍，通经走络，诸药相参具有益气止汗固表之功，"外治之理，即内治之理"，临床证明小儿止汗粉扑治疗盗汗，不但疗效满意，而且简单易行，无痛苦，无副作用，受到家长的欢迎。

六神丸外涂的临床体会

刘清贞

六神丸为传统的中成药，历史悠久，疗效可靠，在治疗、保健方面显示了它独特的功效，为保障人类的身体健康起了一定的作用。

六神丸在临床上多为内服，一般常见于治疗咽痛、喉肿、疮疖等症。笔者近年来，在临床中运用六神丸外涂（醋或水研调如稀粥状）治疗小儿痄腮、疖肿等病，收到了较好的效果，简介如下：

腮腺炎

徐某，女，3 岁，1987 年初诊，患儿发热，腮肿一天，开始有轻微流涕，食欲不振，次日晨起发现右腮肿大、疼痛，伴发热、恶心、烦躁不宁、大便干。检查：体温 37.8℃，舌苔薄白，质红，脉弦数，右耳斜下方漫肿，皮色不变，触痛明显，有腮腺炎接触史，诊为：痄腮（腮腺炎）。治疗：六神丸醋研调如稀粥状外涂患处，每日 3 次。2 天后复诊，患处肿痛明显减轻，热退，食欲增加，嘱每日用药 2 次。又一日后随访痊愈。

【按语】腮腺炎，中医学称为痄腮，是小儿常见的一种急性呼吸道传染病，临床以腮部（一侧或两侧）肿痛，或伴发烧为主症。因传染性强，故发病率较高。二年来共观察 27 例，病例选择：①以一侧或双侧腮肿为主。②肿痛伴发热者，可配合复方阿司匹林，复方大青叶合剂等。③无并发症者。其结果：3 天内消肿 16 人，五天内消肿 7 人，无效 4 人（其中一人因用药后二天，局部出现皮疹，而终止用药），有效率为 85.2%。

颌下淋巴结炎

张某，女，3 岁，1989 年 5 月初诊，其母代诉，患儿下颌肿痛 6 天。六天前突然发热至 39℃，咽痛不适，纳呆。经治疗后热退，症减，唯颌下可触及一圆形结节约 2cm×3cm，有触痛，推之可动，舌苔黄厚，质红，脉滑数，诊为：颌下淋巴结炎。处理：六神丸醋研调涂患处，每日 3 次。2 天后复诊，淋巴结略显缩小约为 1cm×1.5cm，后改为每日 2 次外涂，3 日后随访痊愈。

【按语】颌下淋巴结炎，临床可分为急、慢性二种，急性淋巴结炎多继发于上呼吸道感染、扁桃体炎、咽炎、腮腺炎等病。今共收诊 9 例，均为急性淋巴结炎，其结果显效 3 例（疗程在 3 天内），有效 5 例（疗程 5 天内），无效 1 例（疗程在 5 天以上）。

齿龈炎

陈某，女，8 岁，1987 年 4 月初诊，自述牙痛 3 天，曾在外院检查诊为牙周炎，曾用止痛药、消炎药等，效不显，仍疼痛难忍，食不佳，眠不安，心烦易怒，大便干燥，小便黄赤，舌苔黄厚，脉数，体温 37℃，察其口左下后齿龈鲜红微肿，触之疼痛，诊为：齿龈炎。处理：六神丸 6～7 粒置于齿龈红肿处，每日 3～4 次。用药后一日痛止，二日后肿消。

【按语】口腔疾患近几年来为小儿的常见病、多发病，多影响小儿的饮食睡眠，本人应用六神丸外涂治疗5例因牙周炎引起的牙痛（均为未成脓者），其中4例显效（用药1~2天），1例出现过敏反应（用药后半小时即感舌唇麻木，有灼热感，马上停止用药，片刻后缓解）。

暑疖

刘某，女，4岁，1989年8月初诊，患儿自入夏以来，头面部反复出现暑疖，初期红肿热痛，后逐渐溃破流脓，疖肿数目不一，少则一二，多则三四，此起彼落，缠绵难愈，时伴低热，口渴欲饮，大便干燥，曾在外院治疗，因惧怕打针，故来我院求治。检查：患儿面部印堂处有一肿块（约2cm×2cm），色红，触之较硬，压痛明显，疖头未露，精神好，神志清，舌苔厚，舌质红，诊为暑疖。治疗：六神丸醋研调外涂患处，每日3~4次。用药后2天明显消退，4日后暑疖完全消肿，后经随访未再复发。

体会：综上所述，笔者体会到六神丸外涂，确有清热解毒、消肿止痛之功效，其作用之理，出于内服之据，外敷可使药物直接由皮肤黏膜吸收，药力直达病所，因此作用之快，优于内治。外治还具有药源广，较安全，用法简便，节省敷料，小儿易于接受的优点，符合当前儿科用药途径的进展。虽然在临床中也曾发现个别患者出现过敏反应，如局部起皮疹、奇痒、麻木、灼热感，但六神丸的外治法仍值得在临床中摸索。

中医儿科验方整理

中国医药学是一个伟大的宝库，应当努力发掘，加以提高。在临床实践中，我院对前辈的独特经验和有效方药进行总结，曾汇编成"中医验方选集"儿科部分和"中医儿科验方选集"，本人屡用屡验屡效，受益匪浅。虽属内部资料，但应传承，启迪后学者，现保持原貌，供同道们参考学习，以造福于患者。

其中有的药物现已不用，如犀角可用水牛角代替，剂量原用钱、两，现可按一钱 =3g，一两 =30g 计算。

传染病类

麻疹（一）

［处方］鲜芫荽三至四棵，黄酒一两，香油数滴。

［制法］先将黄酒煮沸之后取下，放入芫荽和香油数滴，稍待三四分钟取出，用芫荽搓搽患儿的手心，足心和前心后背，日三至四次，以疹出为度。

［禁忌］避风寒，忌吃牛、羊肉。

麻疹（二）

［处方］紫草三钱，连翘三钱，浮萍二钱，白茅根五钱，苇根五钱，蝉蜕一钱五分，薄荷一钱五分，荆芥穗二钱，山栀一钱五分，牡丹皮二钱，大青叶二钱，赤芍二钱，生地三钱。

［服法］煎汤，频服。

［禁忌］油腻、甜辣。

疹后发烧

[处方] 黄芩一钱，生地三钱，石斛二钱，黄连一钱，生石膏三钱，沙参二钱，山栀子一钱，桑白皮二钱，麦冬一钱五分，人中黄一钱，金银花三钱，玉竹二钱。

[服法] 煎汤频服。

[禁忌] 油腻，甜辣。

疹后咳嗽

[处方] 天冬二钱，麦冬二钱，知母一钱，川贝母二钱，桔梗一钱，款冬花二钱，杏仁二钱，牛蒡子一钱，马兜铃二钱，阿胶二钱，地骨皮二钱。

[禁忌] 油腻、甜辣。

猩红热（一）

[处方] 生石膏一两，肥知母四钱，粉甘草三钱，元参三钱，白粳米一撮，银花四钱，连翘三钱。

[说明] 咽喉肿痛者，加板蓝根、大青叶各三钱；心火盛者，加紫草二钱，生地四钱；身热发烧者，加丹皮、青蒿各二钱；大便干燥者，加酒大黄二钱；斑点不透，烦热不安者，加蝉蜕、僵蚕各二钱。

[服法] 水煎分四次服，每六小时服一次。

[禁忌] 酸辣及牛羊肉。

猩红热（二）

[处方] 丹皮三钱，赤芍三钱，犀角五分，板蓝根三钱，地丁一钱，元参三钱，生地五钱，银花四钱，黛蛤散二钱，白茅根八钱，黄连一钱五分，马勃一钱五分，紫草三钱。

[服法] 煎汤频服。

[禁忌] 油腻、酸辣。

水痘

[处方]酒川连五分，焦山栀一钱五分，赤芍一钱五分，牡丹皮一钱五分，菊花二钱，蝉蜕一钱五分，生地三钱，银花三钱，连翘三钱，六一散三钱，生苡仁三钱，通草一钱。

[说明]患部感染溃烂者，用三黄散（黄柏、黄芩、黄连各等分，研为细末）三钱，以玉红膏调敷患部。

[服法]水煎，分三次服。

[禁忌]猪、羊、牛肉及酸辣食物。

百日咳（一）

处方一：夏枯草二两，川贝母一两，麻黄三钱。

[制法]共研细末，磁瓶收存。

[服法]一岁以下者、每次服六厘，一至二岁者、每次服一分；三至四岁者、每次服二分；五至十岁者，每次服三至五分。每日三次，白开水或白糖水送下。

处方二：生侧柏叶三钱，大红枣三个（去核）。

[服法]水煎，分四次服。

[禁忌]忌吃过咸及腥、腻之食品。

百日咳（二）

[处方]夏枯草二钱，生麻黄一钱，川贝母二钱，百部二钱，前胡一钱五分，桔梗二钱，生杷叶一钱五分，竹茹二钱，杏仁二钱，瓜蒌二钱，白芍二钱，五味子五分。

[说明]痉挛者加僵蚕二钱、钩藤二钱；呕吐者加代赭石、旋覆花各二钱。

[禁忌]油腻、甜辣。

百日咳（三）

[处方]炙款冬花二钱，浙贝母一钱，知母一钱。

［制法］上药水煎半小时取汁，另用冰糖五钱在铜勺内融化成汁，趁热入药和匀。

［服法］分两次或一次服之。

［禁忌］辛、辣、油腻。

百日咳（四）

［处方］蜂蜜十两，川贝母面三钱，生姜汁半酒盅。

［制法］将蜂蜜放搪瓷缸或瓷缸内，加川贝母面及姜汁，搅匀，放锅内隔水煮半小时即成。

［服法］每次一汤匙，开水送服，每日三次。

［禁忌］辛、辣、油腻。

婴儿瘫（一）

［处方］川羌一钱五分，香薷一钱五分，秦艽一钱五分，天麻二钱，薄荷一钱，蝉蜕一钱，钩藤一钱五分，全蝎一钱五分，僵蚕一钱五分，生石膏三钱，滑石一钱，灯心引。

［服法］水煎频服。

［说明］出汗体温下降者，去薄荷、石膏、香薷，加石斛二钱、知母一钱、杜仲一钱五分；夜眠不安者，加枣仁一钱五分。

［禁忌］油腻。

婴儿瘫（二）

［处方］羚羊角二钱，僵蚕四钱，全蝎四钱，天麻五钱，红花一钱五分，当归二钱，人参三钱，乳香五钱，天竺黄二钱。

［制法］共研细末。

［服法］五个月至一岁者，每次服一分五厘；一至三岁者，每次服二至三分；三至五岁者，每次服三至五分，日服三次，温水送下。

［禁忌］油腻。

婴儿瘫（三）

[处方] 白芍三钱，地龙三钱，松节三钱，僵蚕二钱，旋覆花一钱五分，秦艽二钱，防己一钱五分，白蒺藜三钱，独活二钱，甘草一钱，木瓜一钱，杜仲二钱，丝瓜络一钱五分，红花一钱，当归二钱，黄芪二钱。

[服法] 煎汤，频服。

[禁忌] 油腻。

婴儿瘫恢复期肢体瘫痪（一）

[处方] 生白术三钱，北细辛五分，杭白芷一钱五分，橘络二钱，天竺黄二钱，南红花三钱，全当归三钱，明天麻二钱，血竭花一钱，胎盘粉一两，赤头蜈蚣五条，麝香五分（后入），淡全蝎三钱，白僵蚕三钱，淮山药五钱，精制马钱子二钱（去皮，用油炸透，色呈黄黑，再用细棉纸起净油放地上待一夜去净火气，研极细末）。

[制法] 上药共研成为极细末，后入麝香，再研极匀，装瓶内勿泄气。

[服法] 六个月至一岁者，每次服一分二厘；一岁至二岁者，每次服一分五厘；二岁至三岁者，每次服二分；三岁至五岁，每次服二分五厘。日服二至三次，可连服一周，停药三天后再服之。

[说明] 患儿如近期有抽风病史者，禁用此药。

婴儿瘫恢复期肢体瘫痪（二）

[处方] 野台参二两，宣木瓜八两，忍冬藤一斤，白芍六两，明天麻三两，当归十两，陈皮四两，丹参八两，川牛膝六两，全蝎二两，桑枝十两，伸筋草六两，西红花二两，蜈蚣四十条，杜仲十两，僵蚕三两，麝香二钱（后入）。

[制法] 共为细末，瓶贮备用。

[服法] 六个月至二岁者，每服六厘至一分；二岁至三岁者，每服二至三分；三岁至五岁者，每服三至五分。日服二次，白开水送。

细菌痢（一）

[处方] 黄柏、黄芩、黄连、白头翁、白芍、银花、粉甘草各等份。

［制法］水煎去渣，再煎成浓膏，加入白糖收膏，磁瓶贮藏备用。

［服法］一岁小儿，每次服五至十毫升，日服一二次。

［禁忌］生冷、酸辣及油类。

细菌痢（二）

［处方］椿根白皮二钱，黄连一钱，木香一钱。

［服法］煎汤服，每日一剂。

［禁忌］生冷。

流行性感冒

［处方］淡豆豉一钱，桑叶二钱，菊花二钱，山栀二钱，苍耳子二钱，僵蚕一钱五分，杏仁二钱，花粉三钱，薄荷一钱，牛蒡子二钱，鲜茅根四钱，青蒿一钱五分，桔梗一钱五分，荆芥穗一钱，鲜芦根四钱。

［服法］水煎，分二次服。

［禁忌］油腻。

流行性脑脊髓膜炎

［处方］银花五钱，山栀三钱，连翘五钱，牡丹皮三钱，板蓝根三钱，大青叶三钱，生赭石三钱，紫草三钱，黄连三钱，黄芩三钱（酒炒），犀角一钱。

［服法］水煎服。

［说明］项强拘急者加羚羊粉三分、钩藤三钱、蜈蚣三条，痰多气急、呼吸不正者，加瓜蒌三钱、薤白二钱、苏子二钱、白芍三钱。

［禁忌］辛、辣动火食物。

腮腺炎类

腮腺炎（一）

1. 内服法

［处方］杭菊花三钱，赤芍二钱五分，桔梗二钱，白僵蚕三钱，马勃三钱，银花四钱，炒栀子一钱五分，土贝母一钱，连翘三钱，牡丹皮二钱，

钩藤二钱,花粉三钱,地丁三钱,夏枯草三钱,草河车一钱五分(又名蚤休、七叶一枝花),蒲公英四钱,浙贝母一钱。

[制法及服法]水煎,分四次服,六小时一次。

2.外方

[处方]生大黄面二两,白及面一两,赤小豆面一两。

[制法及服法]研匀,每次用药面五钱,以好米醋煮沸,趁热调合药面成稠浆糊状,涂在患部四小时换药一次,一二日即能痛止肿消。

[说明]此系三岁小儿的药量,余者可依此加减。

[禁忌]忌吃酸、辣及牛、羊肉类。

腮腺炎(二)

[主治]小儿痄腮,一腮或双腮肿胀作痛,食欲不振,嘴嚼不便,或多热。

[处方]鲜马齿苋四两,赤小豆一两。

[制法]共捣成泥状,涂患部,能消肿胀、止痛。日敷二三次。

[附注]如无新马齿苋时,可在药房中买干的二两,先用温水泡开,而后去水再用赤小豆一块捣即可。

腮腺炎(三)

[处方]雄黄面,枯矾面,乳香面,没药面各三钱。

[制法]上药合匀备用。

[用法]上药以凉水调敷肿处干则再敷。

腮腺炎(四)

[处方]葱白三钱,炒山栀二钱,郁金一钱五分,防风一钱五分,酒黄芩二钱,薄荷一钱五分,连翘三钱,豆豉三钱,竹叶三钱,甘草一钱,桔梗二钱。

[服法]水煎服。

[禁忌]辛、辣。

腮腺炎并发睾丸炎

[处方] 金银花四钱，防风一钱五分，白芷一钱五分，当归三钱，陈皮二钱，甘草一钱五分，浙贝母三钱，花粉二钱，炙乳香三钱，炙没药二钱，炙穿山甲二钱，皂刺二钱。

[服法] 水煎服。

[禁忌] 辛、辣。

急惊风（一）

[穴位] 百合、印堂、中冲、合谷、行间、人中、大椎、中脘、曲池、承山。

[手法] 用泻法不留针。

急惊风（二）

[处方] 羚羊角一两，僵蚕八钱，蝎尾一钱，雄黄二钱，天竺黄四钱，蜈蚣四钱，琥珀四钱，朱砂二钱，牛黄二钱，麝香四分（另研入）。

[制法] 共研细末，瓶装，每瓶二分。

[服法] 成人每服二分，小儿每服一分，日服二三次。

[禁忌] 辛、辣、油腻等食物。

痰热惊风

[处方] 天竺黄二两，老琥珀五钱，胆南星二两，白茯苓二两，全蝎三钱，朱砂三钱，白僵蚕五钱，川贝母二两，生川连七钱。

[制法] 共研成极细末，装瓶密封，一岁小儿每次服半分，白开水送下，日服二三次，二岁以上者酌增。

[禁忌] 忌吃油类及动火之物。

咳喘类

咳喘（一）

[处方] 连翘三钱，麦冬二钱，川贝母一钱五分，桑白皮二钱，杷叶一钱，知母一钱五分，杏仁一钱五分，地骨皮二钱，花粉一钱五分，沙参一钱五分。

［服法］水煎、频服（上方为一至三岁小儿剂量）。

［禁忌］辛、辣食物。

咳喘（二）

［处方］生麻黄六分，杏仁泥一钱，生石膏一钱，生甘草五分，炒苏子一钱，前胡一钱，橘红六分，桔梗一钱，炙杷叶一钱五分，瓜蒌一钱五分，浙贝母一钱五分。

身体虚弱者，加沙参五分，喉肿痰多者，加葶苈子八分，腹泻者加姜炒川连五分。

［服法］水煎频服。

［说明］此方系一岁小儿剂量，一岁上下，按年龄酌情加减。

胃肠病类

伤暑吐泻（一）

［处方］炒苡仁一钱五分，炒扁豆一钱五分，姜厚朴五分，姜半夏五分，广藿香一钱五分，鲜生姜一片，车前子一钱（布包煎），五苓散三钱（布包煎）。

［服法］水煎，分四次服。

［禁忌］生冷、油腻。

伤暑吐泻（二）

［处方］姜黄连三钱，竹茹四钱，陈皮二钱，冬瓜仁五钱，木瓜五钱，白扁豆五钱（炒），猪苓三钱，泽泻三钱，赤苓三钱。

［制法］共为细末。

［服法］每次二至五分，日服三次，白水送下，成人酌增。说明：发烧者加香薷一钱，薄荷一钱；口渴者加生石膏三钱。

呕吐

［穴位］内关、中脘、足三里。

［手法］上三穴，一般采用单刺法，不留针，四至六岁小儿，可留针提捻五至十分钟，用平补平泻法。

腹泻方（一）

［处方］苍术二钱，厚朴一钱，陈皮一钱，山楂一钱，砂仁一钱，神曲二钱，麦芽二钱（炒），黄连六分，猪苓一钱，车前子一钱，泽泻一钱，甘草一钱，赤苓二钱。

［服法］煎汤，温服。

［禁忌］生冷。

小儿腹泻（二）

三炭合剂

［主治］小儿慢性肠炎，或中毒性消化不良，病已日久，经治不愈，形成慢惊者，症状：大便利泻，睡眠不宁，口张露睛。

［处方］山楂炭二钱，乌梅炭二钱，川椒炭一钱，党参三钱，茯苓三钱，土炒白术二钱半，土炒山药三钱，桔梗二钱。

［用法］上药研为细末，第一次用水一百毫升，煎取五十毫升，再加水六十毫升煎取三十毫升，第一二次共煎合成八十毫升，分四次服。每四小时一次，作一日量。

［附注］以上是三岁儿的剂量，年龄大者可以酌量加减，服此方三付之后，病情好转，即改服参苓白术散收功。

小儿病后腹胀

［主治］小儿大病以后，肚腹胀大，食欲不振，面黄肌瘦。

［处方］大蛤蟆一个，去五脏，洗净加入大砂仁七个，用线缝好口，用黄泥包好，放慢火中烧烤，将黄泥烧干之后，再取出蛤蟆，轧细面过箩之后，将渣再研，再过箩，研为细粉之后，用白面一斤，加糖二两，用鸡蛋打匀和面，作小烧饼30个，每天吃两个，半月吃完为一个疗程。

消化不良（一）

[处方] 神曲六钱，清半夏五钱，广藿香四钱，炒枳壳四钱，炒谷芽四钱，广皮三钱，广木香三钱，炒山药八钱，白茯苓五钱，炒扁豆四钱，大蜈蚣二钱，炒麦芽四钱。

[制法] 共研细末，装瓶备用。

[服法] 一岁小儿每次服二分，二岁小儿服三分，三岁小儿服五分。用白糖调服，日服二至三次。其他年龄可依此类推。

[说明] 如患儿有虫，原方内加入使君子仁三钱，榧子肉三钱。

消化不良（二）

小儿调胃散方

[主治] 小儿食欲不振，消化不良，脾胃虚弱，大便溏泻，腹痛腹胀等症。

[处方] 炒山药八钱，炒扁豆六钱，茯苓五钱，炒六曲六钱，法半夏五钱，广藿香四钱，炒枳壳四钱，炒谷芽四钱，炒麦芽四钱，陈皮三钱，广木香二钱，使君子三钱。

[制法] 共为极细面，五岁左右每次服五分，三岁左右每次服三分。

[服法] 服时加入白糖少许和服。

消化不良（三）

[处方] 大干癞蛤蟆一个。

[制法] 炙酥研为细末，用白面一斤和匀，作烧饼32个。

[服法] 每天吃两个，吃完之后腹胀可消。

[禁忌] 忌生冷油腻食物。

小便不利类

肾炎

[处方] 鲜猪腰子一对（用竹刀劈开），茯苓一钱，槟榔七分，炒栀子仁八分。

[制法] 上药研为细末，猪腰子用水洗净后，用竹刀劈开，将药面放

入猪腰子里用线扎好，放入砂锅内加水煮熟。

　　[用法]喝汤兼吃猪腰子，一天用完。

　　[禁忌]制药忌用铁器，病人忌食盐及酸辣。

小儿尿闭方

　　[主治]尿潴留，小儿尿闭，点滴也不能溺出来，肚腹胀大。

　　[治疗]①活蟋蟀一对，捣烂用车前子三钱（布包），煎汤服下，少顷即可溺尿。②弄赤穴取溺法：在患儿的两大腿内侧，从膝关节至腹股沟，用食、中、环三指，从下往上推，每侧各推30～50次，小便即可溺出。③抱龙头出溺法：在肚脐的正中，即脐至耻骨的正中线的正中点，先用中指点住，食指和无名指列开，男左女右作旋转式，作10～20次的旋转，小儿即可溺出。

小儿遗尿方

　　[主治]小儿夜间溺炕，日久不愈。

　　[处方]破故纸三两，桑螵蛸二两，生龙牡各一两，益智仁一两，核桃仁三两（炒微黄去皮），广木香八钱，生山药二两，沙苑子二两。

　　[制法]上药共为细末，用大枣一斤（煮熟去皮核用枣泥），再适当加入炼蜜为丸，重二钱。

　　[服法]每次服一丸，日服二次，空心服，淡盐水送下。

其他

食积（一）

　　[处方]炒胡黄连八分，青蒿二钱，地骨皮二钱，炒栀子一钱，牡丹皮一钱五分，大腹皮一钱五分，槟榔一钱，山楂二钱，生鸡内金一钱五分，厚朴一钱，炒麦芽一钱五分，甘草五分。

　　[服法]水煎服。

　　[禁忌]忌食油腻及不易消化食物。

食积（二）

［处方］木香一钱，槟榔三钱。

［服法］水煎频服。

［说明］服后腹内辘辘有声，大便通利其痛缓解。

［禁忌］生冷油腻，甜辣。

食积（三）

［处方］鸡内金一两（炒焦研细末）。

［制法］如有食积，将鸡内金末和入白面内，烙焦饼三个。如有蛔虫，每饼可加使君子三钱。

［服法］令小儿常食。

［禁忌］生冷，油腻。

虫积（一）

［处方］使君子、槟榔、雷丸、芜荑各等份。

［制法］共为细末。

［服法］①用鸡子一个开一小孔，填入药面少许，用湿纸包裹烧熟食之，每日一个，常服自愈。②单服药粉也可，每服一至二分，白水送下，每日二次。

［说明］一方去芜荑加黑丑、白丑各等分，制服法同。

虫积（二）

［处方］槟榔五钱，胡黄连四钱，苡米五钱，生大黄三钱，炒枳实五钱，生麦芽八钱，川厚朴四钱，生鳖甲五钱，使君子四钱，鸡内金五钱，穿山甲三钱，茯苓四钱，淮山药五钱，生白术三钱，生山楂八钱，六神曲八钱，青陈皮各三钱，雷丸三钱，吴茱萸三钱。

［制法］共为极细末，装瓶备用。

［服法］六个月至一周岁小儿，每次服一分五厘至二分；一岁至三岁小儿，每次服三至三分五厘；四岁至六岁小儿每次服四至五分。

［禁忌］硬食、甜腻。

虫积（三）

处方一：苦杏仁十个（带皮）。

［制法］先将杏仁用凉水浸泡半天，以蒜臼捣如泥，酌加香油数滴，于晚睡前放入肛门中，隔日一次。

处方二：生槟榔三钱。

［制法］研为细面，分六次用香油调和，每晚睡前放入肛门中。最重者不超过六次。

虫积（四）

［处方］大葱四两，香油二两。

［制法］将葱切碎，用香油炒熟。

［服法］每日早上空心服。

积聚（一）

［处方］皮硝一两。

［制法］用蓝布缝一布袋，约信封大小，纳入皮硝缝合，小儿睡时系在胃脘部，待两三小时后，皮硝即化为水，取下；如热不减退，及食消未尽，下一夜再用一次，但非食积发烧者，皮硝即不溶化。

［禁忌］忌食不易消化之食物。

积聚（二）

［处方］阿魏二钱，蜈蚣二条（去头足），杏仁七个，带须葱头三个。

［制法］共捣如泥。

［用法］摊布上敷患处。

［禁忌］忌食油腻。

佝偻病

［处方］鸡子皮四钱（炒微黄），鸡内金二钱（炒微黄），东阿胶二钱，

羊肝四钱（蒸熟晾干），生麦芽二钱，小谷芽二钱（炒微黄），北沙参二钱，粉甘草一钱。

[制法] 将上药共研为极细末。

[服法] 每日三次，饭前饭后皆可（或将药粉拌入食物中吃也可）

[用量] 二至六个月小儿，每次服一至二分；六个月至一周岁每次服二至三分；一周岁至三周岁，每次服三至五分。

[说明] 出汗过多者，加生牡蛎二钱，煅龙骨一钱；身体极弱者，加胎盘粉二钱（与上药混合均匀，用量同上）。

肺结核

[处方] 桑白皮二钱，天冬二钱，生地二钱，熟地二钱，阿胶二钱，麦冬二钱，红花一钱，杏仁二钱，川贝二钱，知母二钱，白芍一钱五分，白芨五分，甘草一钱。

[用法] 以鸡蛋一个用茶叶水煮熟剥皮，用竹签扎眼十个再放到药里煮好，先吃蛋后吃药，早晚空心服，每日服一次。吃至病轻可改隔一天一剂，至病愈为止。

[禁忌] 忌食油腻、酸、辣。

夜啼

[处方] 蝉蜕三个。

[服法] 煎汤代水饮。

吊斜风

[处方] 黄芪一钱，红花一钱，桂枝一钱，当归一钱，升麻一钱，苏木一钱，葛根二钱，甘草一钱，木瓜一钱五分，生姜三片，葱头三寸。

[说明] 向右斜者加木香一钱，向左斜者倍加当归。

[用法] 煎汤频服。

[禁忌] 生冷、油腻。

误吞铜铁

［处方］枣木炭三钱（研细末）。

［服法］用枣木炭末，放小米饭内，拌匀食之，铜铁随大便排下，特效。

脱肛

［处方］五倍子粉二钱。

［用法］用五倍子粉少许，敷在脱出患部之周围，每日早晚各一次。

感冒（风寒型）

［主症］微热恶寒，头疼无汗，鼻塞，舌质淡红，苔薄白，脉浮。

［病机］邪在卫分，热象轻微。

［治则］通阳发汗。

［主方］葱豉汤。葱白五寸，豆豉四钱。水煎服。

感冒（风热型）

［主症］发热微恶风寒，头痛流涕，咳嗽（亦有不咳者），口微渴，无汗或少汗，舌质淡红苔薄白，脉弦数。

［病机］风邪袭表，卫气被郁。

［治则］辛散驱邪，凉以胜热。

［主方］银翘散，桑菊饮。桑菊各二钱，青蒿三钱，银花四～六钱，连翘三钱，牛子二钱，秦艽三钱，薄荷二钱，黄芩二钱，竹叶二钱，桔梗二钱，芦根三钱，大青叶三钱。

流行性感冒（风温型）

［主症］突然高热（38～41℃）寒战，剧烈头疼，全身疼痛，四肢疼痛或腹痛，吐泻，鼻衄，惊厥，呼吸道炎症，极度疲乏，愈后恢复较慢。

［病机］温邪侵袭，客于肌表。

［治则］辛凉解表，清热解毒。

［主方］前常用方中药量加重，大青叶改为六钱，金银花改为一两，

加地丁四钱。

[加减]（风热，风温型通用）

两眼红肿，加蒲公英三至五钱，赤芍二钱，黄连五分，木通一钱。

咳嗽加重加：杏仁一钱，前胡二钱，痰中带血加藕节三个，杷叶三钱，白茅根一两。

身热面赤，恶寒心烦汗大出，苔黄而燥渴欲凉饮；脉洪大加生石膏五钱，知母二钱，甘草一钱，粳米少许。

高热痉挛加蝉蜕二钱，僵蚕二钱，钩藤三钱。

心烦不寐，舌尖红加莲子心一钱，炒山栀二钱，蝉蜕二钱。

咽干，舌质红，口渴加花粉三钱，天冬三钱，元参三钱。

口腔发炎加生地三钱，木通一钱，灯心草一钱，生甘草一钱，黄连一钱。

鼻衄加白茅根五钱，栀子炭三钱，杷叶三钱。

呕吐，加竹茹三钱，杷叶三钱。呕吐甚，加旋覆花二钱，生赭石三钱，生山药四钱。

音哑兼大便稀，加蝉蜕二钱，生滑石三钱，生山药四钱。音哑兼大便干，加元参三钱，天冬三钱，胖大海一钱。

寒热往来加柴胡二钱。

合并中耳炎加胆草一钱，黄柏二钱。

腹疼加郁金五分（肠炎、痢疾、腹泻例外）。

发热大便稀，色黄热臭，肛门灼热，面红，腹部硬疼，苔黄，脉数。加葛根三钱，黄芩二钱，黄连五分至一钱，生滑石三钱。

大便干咳嗽胸闷，舌苔黄厚加：瓜蒌三至五钱。

大便微稀日3～5次，舌质淡红加薏仁四钱，炒扁豆三钱。

小便短赤，舌质红加：木通一钱，生滑石三钱。

合并肠炎加葛根三钱，黄连五分至一钱，马齿苋五钱，白扁豆花三钱，去牛子，大青叶。

合并痢疾加木香一钱，大白（槟榔）二钱，当归二钱，白芍二钱，生滑石三钱，薏苡仁四钱，去大青叶，牛子，芦根，连翘，竹叶。

全身疼痛加忍冬藤三钱，丝瓜络二钱。

感冒（暑湿型）

［主症］发热，恶寒，头痛，身倦，四肢困重，胸闷不舒，呕吐，腹泻，舌质淡红，舌苔白腻，脉濡数。

［病机］感受暑湿。

［治则］清暑利湿，芳香化浊。

［常用方］藿香二钱，佩兰三钱，金银花五钱，连翘三钱，竹茹三钱，竹叶二钱，青蒿三钱，厚朴一钱，白扁豆花三钱，益元散三钱，鲜荷叶一角，黄连五分至一钱。

［加减］①无汗加香薷二至三钱，薄荷二至三钱。②如汗多加生石膏五至八钱。

扁桃腺炎

［主症］发热，头晕，咽喉肿痛，甚则吞咽困难，舌质红，苔薄黄，脉数。

［病机］热毒炽盛。

［治则］清热解毒。

［常用方］金银花三钱至一两，连翘三钱，炒牛子二钱，山豆根二至三钱，元参三钱，锦灯笼二钱，板蓝根三至五钱，射干二钱，生甘草一钱，赤芍二钱，青蒿三钱。

［加减］如扁桃体化脓加地丁三至五钱，芙蓉叶三钱，去山豆根。

感冒变证

一、邪入营分

［主症］身热夜甚，心烦躁扰，甚或时有谵语，斑疹隐隐口反不渴，舌质红绛无苔，脉细数。

［病机］邪热内陷营分，营阴耗损，故夜热，脉细数。

［治则］清营泻热，透热转气，清营汤加减。

［方剂］犀角一钱，生地五钱，元参三钱，竹叶心一钱，麦冬三钱，丹参三钱，黄连一钱，金银花六钱，连翘心二钱，青蒿五钱，白薇

二至三钱。

二、热入血分

[主症] 同前，舌质深红或绛，前方加丹皮三钱。

三、发热日久灼伤津液，形成阴虚内热

[主症] 低热多汗，倦怠嗜卧，干咳无痰，口干，舌质红少苔，脉细数。

[病机] 久热伤及肺胃阴分。

[治则] 甘寒生津。

[主方] 沙参麦冬汤加味（《温病条辨》）。

沙参三钱，玉竹三钱，桑叶一钱五分，麦冬三钱，生扁豆一钱五分，花粉一钱五分，生甘草一钱，地骨皮三钱，生牡蛎三至五钱。

四、感冒久热不解，邪留阴分

[主症] 夜热早凉，热退无汗，能食形瘦，舌质红苔少，脉细数。

[病机] 余邪留伏阴分。

[治则] 滋阴清热，透邪外出。

[主方] 青蒿鳖甲汤加味：青蒿五钱，鳖甲五钱，生地四钱，知母二钱，牡丹皮二钱，沙参三钱，白薇三钱。

咳嗽

一、风寒型

[主症] 身热不甚，恶寒，鼻塞流涕，但咳嗽不止，舌质淡红苔白，脉浮。

[病机] 风寒袭肺，肺气不宣。

[治则] 温散风寒，宣肺化痰。

[常用方] 苏叶一钱，桑叶三钱，杏仁一钱，桔梗二钱，枳壳一钱，前胡二钱，芦根四钱，橘红一钱，生姜二片。

二、风热型

[主症] 发热不甚，口微渴，但咳嗽不止，舌质稍红，苔白，脉数。

[病机] 风热之邪，外伤皮毛，内舍肺络。

[治则] 疏风清热，宣肺止咳。

[常用方] 桑叶三钱，杏仁一钱五分，连翘三钱，薄荷二钱，桔梗二钱，

杷叶二钱，前胡二钱，黄芩二钱，浙贝母二钱，芦根四钱，生甘草一钱。

肺炎

一、风热犯肺型

[主症] 发热无汗，咳嗽，呼吸不畅，或微喘，精神一般，舌质淡红苔薄白，脉浮数，肺呼吸音粗糙。

[病机] 内热外感，导致肺脏清肃失调，闭郁不宣。

[治则] 清热宣肺。

[常用方] 麻黄一钱，杏仁一钱，生石膏三至六钱，前胡二钱，薄荷二钱，黄芩二钱，连翘三钱，桔梗二钱，青蒿二钱，金银花四至八钱，浙贝母二钱，芦根四钱，桑叶三钱。

[加减] 有心脏病者去麻黄改用麻黄根一钱，大便稀去生石膏加生滑石三钱，薏苡仁四钱，（以后均仿此），如表未全解，（服药前后）而热不减，低烧或高烧，似喘非喘，无明显鼻煽，舌质稍红，苔白微厚，加泻白散：桑白皮三钱，地骨皮三钱。

二、风热闭肺型

[主症] 发热或不发热，精神不振，咳轻喘重，呼吸急促，鼻翼扇动，肺部听诊可闻水泡音（每在肺底可以听到），体弱的孩子初时肺呼吸音低，然后出现水泡音。

[病机] 风热闭肺。

[治则] 辛凉清解，平喘化痰。

[常用方] 桑叶桑白皮各三钱，地骨皮三钱，麻黄一钱，杏仁一钱，生石膏四至八钱，金银花四至八钱，连翘三钱，桔梗二钱，苏子二钱，赤芍二钱，青蒿四钱，白茅根四钱至一两，芦根四钱，生甘草一钱。

[加减] 白细胞多加地丁三至五钱、黄连五分，大便干加瓜蒌三至五钱，口干渴加花粉三钱，吼拉加竹沥水三至五钱、莱菔子二至三钱、白芥子二钱，舌质红加丹皮二钱，吐衄血加藕节三钱、杷叶三钱。

三、痰热闭肺型

[主症] 突然高热达40℃或更高，气粗鼻煽，痰声辘辘如电锯然，或

伴有惊厥，口周围及指甲均现发绀，烦躁异常，大便干，小便黄，张口抬肩，三凹征明显，舌质红，苔黄厚腻，肺闻罗音。

[病机] 外感风邪，湿浊化热，灼液为痰。（凡此患者多属壮儿）。

[治则] 降火涤痰，利肠泻肺。

[常用方] 金银花五钱至一两，杏仁一钱五分，苏子二钱，瓜蒌仁三钱，地丁三钱，生石膏五钱，知母二钱，川贝母三钱，炒山栀二钱，胆星二钱五分，葶苈子二至三钱，大黄五分至一钱，竹沥水三至五钱。

四、湿热酿痰，蒙蔽心包型

[主症] 身热不甚，气喘痰多，神昏谵语，舌苔厚腻，脉濡滑而数。

[治则] 清热化湿，豁痰开窍。

[主方] 菖蒲郁金汤加减。菖蒲一钱五分，郁金一钱五分，炒山栀二至三钱，连翘三钱，菊花二钱，生滑石三钱，竹叶二钱，牡丹皮二钱，炒牛子二钱，天竺黄三钱，竹茹三钱，竹沥水五钱。

五、逆传心包型

[主症] 灼热，神昏谵语或昏愦不语，舌謇，肢厥。

[病机] 痰热堵闭心窍。

[治则] 清心开窍。

[主方] 清宫汤加味，安宫牛黄丸。元参心三钱，莲子心一钱五分，卷心竹叶二钱，连翘心二钱，犀角尖一至二钱，青蒿三至五钱，连心麦冬三钱，送服安宫牛黄丸。

六、肝风内动型

（一）肝经热盛动风

[主症] 体壮热盛，头胀痛，手足躁扰，甚则瘛疭，狂乱惊厥，舌质红苔燥无津，脉象弦数。

[病机] 风火相煽，内窜足厥阴肝经。

[治则] 凉肝息风。

[主方] 羚角钩藤汤，至宝丹。羚羊角二分，桑叶二至三钱，川贝母二钱，生地三至五钱，茯神三钱，钩藤三钱，菊花三钱，生杭芍三钱，

竹茹三钱，生石决明五钱，生甘草五分，服送至宝丹。

（二）虚风内动

[主症] 手足蠕动，甚或瘛疭，心中憺憺大动，神倦脉虚，舌绛苔少，甚或时时欲脱。

[病机] 水不涵木，虚风内动。

[主方] 大定风珠。生白芍三钱，阿胶三钱，生龟板四钱，麻仁二钱，干地黄四钱，五味子一钱，生牡蛎四钱，麦冬三钱，炙甘草三钱，鳖甲四钱，鸡子黄二个。

七、气阴两虚型

[主症] 神志恍惚（表情淡漠）、虚烦失眠、气短、自汗、口干、面色苍白，或青紫，或颧红，舌质淡红，少津，体温下降，脉沉细无力，或现结代（间歇），指纹隐约不现。

[病机] 热伤元气，真阴欲竭，或因误汗，耗伤心液。

[治则] 扶正育阴。

[主方] 生脉散，救逆汤。人参三钱，麦冬三钱，五味子一至二钱，生地三钱，炙甘草三钱，白芍三钱，生牡蛎四钱，浮小麦一两，阿胶三钱，龙骨四钱。

哮喘

[主症] 慢性发作先有咳嗽打喷嚏，胸闷，继则呼吸困难，急性发作，多在夜间或早晨突然胸闷憋气，呼吸困难，张口抬肩，不能平卧，往往反复发作，甚则口唇绀，肺两侧布满哮鸣音。

[病机] 实证：为体强痰盛，复感风邪。虚证：脾肾功能失调，水湿停积成痰，遇外感则痰随气上壅于气道则哮喘发作。

[治则] 实证，宣肺豁痰；（虚证，健脾益肾，暂不列方）。

一、风寒型

舌质淡红苔薄白，脉浮紧。处方：麻黄一钱，杏仁一钱，桑叶三钱，地龙三钱，前胡三钱，白芥子一至二钱，苏子二钱，橘红二钱，细辛三分，甘草一钱，白前三钱。

二、风热型

舌质红苔白，脉数高热，鼻翼煽动。桑叶、桑白皮各三钱，杏仁一钱，条芩三钱，银花六钱，生石膏五钱，地骨皮三钱，郁金一钱，白茅根四钱，连翘三钱，赤芍三钱，薄荷二钱，浙贝母三钱，芦根三钱。

三、痰浊型

舌质红苔黄厚腻，痰浊不易吐，脉弦滑。桑白皮三钱，川贝母二钱，瓜蒌四钱，葶苈子二至三钱，杷叶三钱，苏子二钱，白前三钱，竹沥水四钱，莱菔子二钱，菖蒲一钱，郁金一钱。

麻疹

一、初期

［主症］发热、恶寒、流泪、流涕、喷嚏、咳嗽、腹痛、厌食或呕吐、腹泻。眼红、舌质淡红苔薄白，脉浮数，口颊两侧出现针尖大的小白点数个、周围红润（名科氏斑）。

［病机］肺胃蕴热，复感时邪致发。

［治则］辛凉透表。

［常用方］浮萍一钱，蝉蜕三钱，薄荷二钱，杏仁一钱，连翘三钱，桔梗二钱，赤芍二钱，菊花二钱，桑叶二钱，牛子二钱，芦根五钱。

［加减］呕吐加竹茹三钱，杷叶三钱。

大便稀加葛根三钱、升麻一钱、生滑石四钱。

咽痛加板蓝根三钱，锦灯笼二钱。

咳喘加麻黄一钱、前胡三钱、生石膏四钱。

鼻衄加：白茅根六钱、杷叶三钱。

二、中期

［主症］壮热无汗、咳嗽，全身出现红色丘疹大小不同型。病机：热毒炽盛。

［治则］清热解毒。

［常用方］金银花六钱，连翘三钱，赤芍三钱，前胡二钱，薄荷二钱，黄芩二钱，大青叶三钱，蒲公英四钱，芦根五钱。

三、末期

［主症］热渐退，疹亦渐退，咳嗽轻，睡安，舌质红苔少，唇红干，脉细数。

［病机］阴虚肺热。

［治则］养阴清热。

［常用方］沙参三钱，生地三钱，麦冬二钱，石斛四钱，花粉三钱，知母二钱，生扁豆三钱，白茅根六钱，白芍二钱，生甘草一钱。

四、并发症

（一）合并肺炎（无论疹前疹后或发疹期，均以治疗"肺炎"为主）。

［主症］高热不退，精神不振，（如烧不重，而出现精神不振，虽咳嗽不甚，鼻扇不明显，亦为并发"肺炎"之预兆），呼吸急促，憋气，舌质红苔白或黄，肺闻水泡音。

［病机］肺热炽盛。

［治则］清热解毒，疹前兼透疹，疹后着重解毒。①疹前肺炎即于辛凉透表药中加麻杏石甘汤。②疹后肺炎即于清热解毒药中加泻白散，重用白茅根一至二两。

（二）合并喉炎

［主症］高热不退，声音嘶哑，咽喉肿痛难忍，饮食呛逆，甚则呼吸困难，窒息而死亡。

［病机］热毒炽盛。

［治则］清火凉血解毒。

［常用方］山豆根四钱，射干三钱，锦灯笼二钱，金银花一两，芙蓉叶四钱，地丁五钱，板蓝根五钱，生甘草二钱，元参三钱，牡丹皮三钱。如严重者，宜中西医结合治疗。

幼儿急疹

［主症］发热，咳嗽，流涕，喷嚏如感冒状，继则热退，全身出现大小不同型之红色疹点，但口内无滑氏斑，症状也不似麻疹之重。

［病机］肺热，复感风邪为诱因。

［治则］散风清热。

［常用方］银翘散加蝉蜕三钱。

荨麻疹

一、荨麻疹

［主症］或发热或不发热，全身皮肤上出现扁平疙瘩，形如豆瓣，堆垒成片，瘙痒异常，甚则面目浮肿。舌质淡红苔白，脉浮数。

［病机］胃肠伏热，感受风邪。

［治则］散风清热，活血祛湿。

［常用方］荆芥防风各一钱五分，蝉蜕三钱，白蒺藜三钱，当归三钱，赤芍三钱，生石膏四钱，木通一钱五分，苦参三钱，地肤子三钱，白鲜皮三钱，连翘三钱。

二、荨麻疹（胃肠积滞型）

［主症］发热，全身作痒，腹痛呕吐，大便正常。舌质红苔淡黄厚腻，脉数。

［治则］散风化浊，清热导滞。

［常用方］佩兰三钱，藿香二钱，竹茹三钱，炒莱菔子三钱，黄芩二至三钱，青蒿四钱，蝉蜕三钱，白芍三钱，牡丹皮三钱，连翘三钱，金银花六钱，大青叶六钱，槟榔二钱。

痄腮（流行性腮腺炎）

［主症］发热恶寒，头痛，倦怠，或呕吐。2～3天后，腮部一侧或双侧焮热肿痛，咀嚼困难，吞咽不便，口张不大。

［病机］感受时邪，窜犯少阳经络。

［治则］疏风清热解毒。

［常用方］普济消毒饮加减。柴胡一钱，升麻一钱，黄芩二钱，板蓝根五钱，薄荷二钱，赤芍三钱，元参三钱，炒牛子三钱，桔梗二钱，蝉蜕三钱，胆草一钱，蒲公英八钱，青蒿四钱。

水痘

[主症] 发热，全身不适，皮肤及黏膜分批出现大小不同型的丘疹和疱疹，亦有含脓疹、周围红润，舌质淡红苔白，脉数。

[病机] 湿热相搏，复感时疫致发。

[治则] 清热解毒利湿。

[常用方] 蒲公英六钱，赤芍三钱，金银花六钱至一两，连翘三钱，木通一钱，薄荷二钱，竹叶二钱，滑石二钱，蝉蜕三钱，黄芩二钱，薏仁四钱，甘草一钱。

顿咳（百日咳）

[主症] 微热或不热，喷嚏、咳嗽，三日后咳嗽加剧，且日轻夜重，继而呈阵发痉挛性咳嗽多伴有呕吐、脉浮、舌淡红苔白，肺（一），重者鼻衄，结合膜出血。

[病机] 痰火蕴伏肺经，外为时邪所侵。

[法则] 清肺化痰，降气止咳。

[常用方] 夏枯草三钱，百部二钱，旋覆花二钱，生赭石三钱，麻黄一钱，杏仁一钱，生石膏三钱，陈皮二钱，黄芩二钱，炒苏子二钱，前胡二钱，桑叶桑白皮各二钱。

[加减] 有表证者加青蒿四钱、芦根四钱。吐衄血加杷叶三钱、白茅根六钱至一两。呕吐加竹茹三钱、杷叶三钱。痉咳甚者加钩藤三钱、生石决明四钱、蝉蜕二钱。结膜下出血加生地三钱、红花一钱。体弱精神萎靡加沙参三钱、寸冬三钱。有心脏病去麻黄。恢复期去麻黄，杏仁，加白芍二钱、五味子一钱、寸冬三钱。舌质红无苔加天冬三钱、黄精三钱，汗多加浮小麦五钱、生牡蛎四钱。

烂喉痧（猩红热）

[主症] 骤然高热达40℃以上，头疼、咽喉肿疼、呕吐、惊厥、昏迷谵语等全身呈弥漫性红色按之褪色，与毛囊一致的红色细疹，无健康皮肤存在，口周围苍白圈，舌如杨梅状，病愈全身大张脱皮。

［病机］肺胃热盛，微感风寒为诱因。

［治则］清热解毒，养阴凉血。

［常用方］紫草三钱，锦灯笼二钱，山豆根三钱，赤芍三钱，板蓝根五钱，牡丹皮三钱，生地四钱，元参三钱，青蒿四钱，连翘三钱，金银花一两，蒲公英一两，生石膏五钱，薄荷二钱，生甘草二钱。

流行性乙型脑炎（暑风）

［主症］突然高热，头痛剧烈，手震颤，喷射性呕吐、烦躁、昏迷、谵语、全身强直性惊厥，发作时口唇发绀，极重型可出现呼吸衰竭。项强，脑膜刺激征，婴幼儿前囟饱满或突出，十天内可现好转，重者引起死亡，部分病人有失语、瘫痪等后遗症。

［病机］感受暑邪，或湿重，或热重。

［治则］辛凉透邪，清热利湿，芳香化浊。

［常用方］早期可与汤药同时并服，安宫牛黄丸、紫雪丹、局方至宝丹。

初期可选用下列药物：桑菊二至三钱，菖蒲二钱，郁金二钱，钩藤三至五钱，藿香二钱，佩兰三钱，竹沥水五钱，黄芩二钱，金银花五至八钱，连翘三钱，赤芍三钱，薄荷二至三钱，牡丹皮二至三钱，天竺黄三钱，薏仁三至五钱，生地三钱，炒山栀三钱，生石决明五钱至一两，远志一钱，益元散五钱，青蒿三至五钱，鲜荷叶半张，竹叶二钱，生石膏五钱至一两，竹茹三钱，胆星二钱，黄连一至二钱，羚羊角二分，蝉蜕三钱，大青叶三至五钱，忍冬藤三至五钱，全蝎二钱，僵蚕三钱，天麻一至二钱。

后期大定风珠加减：如龟板五钱至一两、生龙牡各五钱、沙参三至五钱、二冬（天冬、麦冬）各三钱、白芍三钱、桑枝三钱、二地各四钱、花粉三钱、五味子一钱，等等。

以上药品可选用为方（根据病情）。切忌辛温表散，虽病初起只要确诊后，即可选用苦寒药，凉血解毒药，如芩连、赤芍、丹皮等；并与芳香化浊药，芳香辟秽药如：菖蒲、郁金等，镇肝熄风药如钩藤、羚羊角、生石决明等同用；热重加服安宫牛黄丸，抽搐甚加紫雪丹，昏迷甚加局方至宝丹。

黄疸（传染性肝炎）

一、阳黄（急性黄疸性肝炎）

［主症］一身面目悉黄，如橘子色，精神不振，倦怠嗜卧，厌食、恶心呕吐、腹胀疼，肝区隐痛，大便白，小便黄如浓茶样，低烧，如兼有表证者或有高热，舌质稍红苔白，脉弦数。

［病机］湿热郁积，脾胃运化失常。

［治则］清热利湿，健脾化滞。

［常用方］茵陈蒿汤加味。茵陈六钱，山栀二钱，大黄一钱，金银花六钱，连翘三钱，赤芍三钱，白芍三钱，郁金一钱，败酱草三钱，鸡内金三钱，枳壳二钱，碧玉散三钱。

［加减］有表证者加解表药。①恶心、呕吐加竹茹三钱、杷叶三钱、黄连一钱、去大黄。②腹泻加黄连一钱、车前子三钱，去大黄、山栀。③腹胀甚加大腹皮三钱、厚朴二钱。④黄疸重加胆草一钱。⑤肝区疼重加炒元胡二钱、川楝子二钱、香附二钱。

二、湿热并重，兼有表证者

［主症］前症具备，伴有恶寒发热，全身不适，舌质红，苔白腻，咽红充血，脉浮数。

［主方］甘露消毒丹（王孟英说："此治湿温时疫之主方"），生滑石五钱，茵陈五钱，黄芩二钱，菖蒲一钱，木通一钱，藿香一钱，射干二钱，连翘三钱，川贝母二钱，薄荷二钱，白蔻一钱。

［加减］①高热不退去藿香、白蔻，加青蒿三钱、大青叶五钱，秦艽三钱，杏仁一钱五分。②恶心呕吐去川贝、射干，加竹茹三钱、黄连一钱。③肝区疼甚加郁金一钱、青皮一钱。④黄疸重加龙胆一钱。⑤便秘加杏仁一钱五分、枳壳一至三钱。

三、热重于湿

［主症］具有阳黄一切症状，舌质红苔白腻津少，口渴脉数。

［主方］王氏连朴饮加减。茵陈六钱，黄连一钱，厚朴一钱五分，山栀二钱，豆豉三钱，菖蒲一钱，芦根四钱，黄芩三钱，滑石四钱，花

粉三钱。

四、湿重于热

[主症] 除阳黄症状外，舌质淡红，苔白滑腻，多津，脉滑数。

[常用方] 茵陈六钱，黄芩二钱，黄柏二钱，滑石四钱，猪苓二钱，茯苓二钱，通草二钱，苡仁四钱，白蔻一钱，鸡内金三钱，苍术二钱，厚朴一钱。以上阳黄证所用方凡食欲不振均可加入炒谷麦芽各三钱。

五、急黄

[主症] 高热口渴，脘腹胀满，衄血，便血，肝脏缩小，腹水，以致神昏，嗜睡，语无伦次，循衣摸床等。

[病机] 热伤津液，邪热侵入心包。

[治则] 清热凉血，解毒救阴。

[主方] 菖蒲一钱，郁金一钱，山栀二钱，连翘三钱，菊花二钱，滑石四钱，竹叶二钱，牡丹皮二钱，牛子一钱，竹沥三钱，姜汁少许，玉枢丹少许，茵陈五钱，生地五钱。

急性无黄疸性肝炎

一、第一型

[主症] 倦怠嗜卧，食欲不振，脘闷腹胀，右胁疼，低烧口苦，恶心呕吐，舌质红苔薄黄，脉弦数。

[病机] 肝郁气滞，脾胃失调，兼有积热。

[治则] 疏肝理气，健脾清热。

[常用方] 逍遥散加味。柴胡二钱，当归二钱，白芍三钱，白术二钱，茯苓二钱，黄芩二钱，炒谷麦芽各三钱，青陈皮各一钱五分，厚朴一钱，枳壳一至二钱，甘草一钱。

[加减] ①兼有外感，加青蒿四钱，连翘三钱，杏仁一钱，薄荷二钱，去白芍，当归。②恶心呕吐，加藿香一钱，半夏一钱，去白术。③肝区疼，加元胡一钱五分，香附二钱。④大便秘结，加郁李仁三钱，去白术。

二、第二型

[主症] 胁痛，胸闷，心悸，虚烦少寐，口燥，咽干，舌质红苔少，

脉弦细数。

[病机] 肝郁日久，化火伤阴，以致肝阴不足。

[治则] 养阴清热，兼以柔肝解郁。

[常用方] 沙参、丹参各三钱，生地三钱，白芍三钱，当归三钱，川楝子二钱，石斛三钱，花粉三钱，生麦芽四钱，鳖甲四钱，地骨皮三钱，竹茹三钱。

阴黄

[主症] 一身面目悉黄，晦暗如烟熏状，肢冷自汗，倦怠嗜卧，便溏，小便清长。

[病机] 气滞血瘀，脾肾阳虚。

[治则] 利气化瘀，健脾益肾。

[常用方] 茵陈理中汤加味。茵陈五钱，人参二钱，干姜一钱，白术三钱，茯苓三钱，附子一钱，甘草一钱。加减：①心悸少气无力加黄芪三钱，远志二钱。②肝脾大，肝区疼痛，胸腹胀满加柴胡二钱，鳖甲四钱，陈皮二钱，桃仁二钱。

婴儿黄疸（蒲辅周医案中载）

小儿出生面目皆黄，中医学名为"胎黄"或"胎疸"，论其病因与母体有关，认为感受湿热伏于胞胎，或脏腑有热则胎受熏蒸，今患儿之母过食辛辣损伤脾胃，湿浊内生，郁而化热湿热交蒸，胎儿受病。宜除湿清热，解毒，凉血，使湿化热越，毒火清散，肺气得和，婴儿得到迅速恢复。以上关于"胎黄"的主症、病机、治则，蒲老已做了详细的论述。今不再多叙说了。

常用方：茵陈三钱，金银花三钱，大黄炭五分，赤芍一钱，牡丹皮五分，竹叶一钱，连翘一钱，郁金三分，陈皮五分，六曲一钱五分，白芍一钱，黄连三分，麦芽二钱，碧玉散二钱，鸡内金一钱五分。以上十五种药可以酌情选用为方。

急性菌痢

一、赤白痢（湿热并重型）

［主症］发热恶寒，全身不适，厌食、大便次多量少，伴有黏液脓血，腹部阵痛，里急后重，渴不欲饮，口中黏，苔黄腻，脉濡数。

［病机］饮食不节，过食生冷，复感暑湿热毒，使肠道气血阻滞化为脓血。

［治则］清热利湿，理气和血。（有表证者加解表药）。

［处方］金银花五钱，马齿苋六钱至一两，当归二钱，白芍二钱，陈皮二钱，木香一至二钱，生苡仁四钱，黄芩二钱，黄连一钱，桔梗三钱，槟榔二至三钱，生滑石四钱，发烧可加葛根三钱，青蒿四钱。

二、赤痢（热重于湿）

［主症］发热重，里急后重，大便夹带黏液赤多白少，口渴，小便赤，舌质红，苔白，脉数。

［病机］热重于湿。

［治则］清热化湿，和血化瘀。

［处方］白头翁汤加味。白头翁四钱，陈皮二钱，黄柏二钱，黄连一钱，当归二钱，白芍二钱，木香一钱，金银花四钱，滑石四钱，葛根三钱，黄芩二钱，鸡冠花三钱。

三、白痢（湿重于热）

［主症］无发热，恶寒，腹胀疼，后重，大便如白脓样，次多量少，面色淡红肢冷，小便清长，舌质淡，苔白，脉弦。

［病机］湿重于热。

［处方］生苡仁六钱，桔梗三钱，杏仁一钱，陈皮三钱，浙贝母三钱，木香一至二钱，槟榔二钱，杭芍三钱，生甘草一钱。

四、疫毒痢（中毒性痢疾）

［主症］突然高热40℃以上，剧烈头痛，烦躁，牵扯样腹疼，随即腹泻，大便脓血黏稠，次数多，呕吐不止，精神萎靡不振，甚至昏迷（顷刻出现衰竭现象），抽搐，四肢发冷，汗出，脉微欲绝。

［病机］感受疫毒。

［治则］清热解毒，病情极易恶化，需住院治疗。

［处方］金银花一两，马齿苋二两，菖蒲二钱，黄连二钱，赤芍三钱，钩藤四钱，白头翁四钱，枳壳二钱，人参三钱（因虚脱现象故加人参），生甘草二钱。

五、慢性痢疾

［主症］时发时止（所以也叫休息痢），恶寒，倦怠无力，大便中夹带黏液，里急后重感，舌质淡，苔白腻，脉弦。

［病机］脾虚湿重未清。

［治则］健脾祛湿化滞。

［处方］人参三钱，白术三钱，茯苓三钱，桔梗三钱，大白（槟榔）炭三钱，马齿苋五钱，炒苡仁五钱，木香一钱，陈皮二钱，乌梅炭三钱。

阿米巴痢（血痢）

［主症］大便全部血样，粪极少，无里急后重，全身无力，消瘦，舌淡苔少，脉无力（可导致贫血）。

［处方］鸦胆子 20 粒（去外皮），馒头皮包吞服，日服 2 次。

肠痈（阑尾炎）

未化脓者可服药，已化脓者急宜手术。

［主症］发热，右侧下腹部（马氏点）阵痛，痛时右腿不能伸直（故又有缩脚肠痈之称），反跳痛，恶心呕吐，舌苔白或黄，脉滑数，呈急性病容。

［病机］湿热郁滞，瘀血结塞不通。

［治则］清热利湿，活血化瘀。

［处方］蒲公英一两，当归三钱，赤芍三钱，败酱草四钱，大黄一至二钱，生苡仁五钱，冬瓜仁六钱，金银花八钱，延胡索二钱，牡丹皮三钱，生乳香、没药各一钱，陈皮二钱。

［加减］慢性肠痈患者症状较轻，上方减量频服，加川楝子二钱，木香一钱。

胆道蛔虫（蛔厥）

［主症］右上腹部突然剧烈阵痛，恶心呕吐，四肢冷，颜面苍白或便秘，痛重出冷汗（甚则休克状），舌质淡苔白，脉沉弦。

［病机］脾胃虚寒，饮食不洁，气滞湿阻肠道，郁久生热生虫，上扰胆胃为病。

［治则］理气止痛，清热驱虫。

［处方］乌梅丸方化裁为汤剂。乌梅三钱，细辛六分，当归三钱，肉桂五分，熟附子一钱，干姜一钱，川椒一钱，黄连一钱，人参三钱，黄柏三钱。

［加减］舌质红去桂附痛甚加延胡索二钱，川楝子二钱。

消化不良

［主症］包括厌食、呕吐、腹泻、腹疼等特别是腹泻（习惯称消化不良），大便一日数次、为水和不消化食物，时轻时重，腹胀，倦怠乏力面黄肌瘦，舌质淡，苔白，脉缓。

［病机］饮食不节，损伤脾胃。

［治则］健脾益胃（肠炎痢疾例外）。

［常用方］苍术、白术各二钱，厚朴一钱，陈皮二钱，茯苓三钱，炒扁豆三钱，泽泻二钱，猪苓二钱，车前草三钱，童参二钱，木香五分，麦芽炭二钱，甘草五分。

［加减］手足心热舌质红加黄芩二钱，山药三钱，去苍术。

呕吐（传染病例外）

［主症］饭后呕吐不消化食物，大便正常，倦怠乏力，舌质淡红，苔白，脉缓。

［病机］消化不良。

［常用方］童参二钱，清半夏一钱，陈皮二钱，竹茹二钱，藿香一钱，厚朴一钱，砂仁一钱，旋覆花二钱，生赭石二钱，炒麦芽三钱，茯苓三钱，

黄连须一钱。

厌食无吐泻腹痛

[主症] 见食物则厌烦，清素尚可少进，油腻肥甘则拒不能食，多汗，倦怠，舌质淡红苔白少，脉细。

[常用方] 台参二钱，白术二钱，茯苓三钱，白蔻一钱，白扁豆皮四钱，陈皮二钱，麦芽炭三钱，白芍二钱，鸡内金三钱，浮小麦五钱，甘草五分。

[主症] 如厌食油腻，喜食生冷，低热多汗，手足心热，口干唇红，舌质红有裂纹苔白剥，脉细数。

[治则] 养胃阴清虚热。

[常用方] 沙参三钱，玉竹三钱，石斛四钱，竹茹三钱，白芍三钱，鸡内金三钱，忍冬藤三钱，胡黄连二钱，地骨皮三钱，浮小麦五钱，炒谷麦芽各三钱，花粉三钱，白扁豆衣三钱。

[主症] 如厌食，恶心，腹胀疼痛，手足心热，大便干，面赤唇红，口干，午后潮热，心烦，舌质红苔白厚或黄厚腻，脉数。

[治则] 清热导滞。

[常用方] 大青叶三至六钱，黄芩二至三钱，竹茹三钱，杷叶三钱，白芍三钱，枳壳一至三钱，忍冬藤三钱，槟榔一至三钱，鸡内金三钱，胡黄连二钱，焦三仙六钱，熟大黄一钱，莱菔子一至三钱，青蒿四钱。

[加减] 如有呕吐去大黄。

[主症] 如无呕吐腹泻能食但腹痛，化验亦无虫卵舌淡苔白。

[常用方] 香附二钱，白芍三钱，陈皮二钱，木香五分，炒谷芽三钱，藿香一钱，焦六曲三钱，甘草一钱，鸡内金三钱。

肠炎

[主症] 大便不成形，夹带黏沫水少，有里急后重感，一日数次，日久脱肛，低热，大便镜检有黏液、白细胞，舌质淡红，苔白腻虽日久但无明显消瘦。

[病机] 饮食不节，湿热积滞，婴幼儿时常吮手均能致发本病。

[治则]清热祛湿，化滞理气。

[常用方]葛根三钱，银花炭三钱，蒲公英三钱，马齿苋四钱，黄连须一钱，条黄芩一钱五分，乌梅炭二钱，白扁豆花三钱，薏仁三钱，木香一钱，青蒿三钱，陈皮二钱，甘草一钱。

胃柿石症

[主症]胃部结块如石，疼痛难忍拒按，吐之不出，泻之不下，大便正常，舌淡红，苔白，脉弦滞。

[病机]食柿过量，积聚不消。

[治则]理气化积。

[常用方]三棱草一钱五分，莪术二钱，炒元胡二钱，木香二钱，藿香二钱，厚朴二钱，童参二钱，苏梗二钱，旋覆花三钱，清半夏一钱，鸡内金三钱，生赭石三钱，炒枳实三钱，炒莱菔子三钱，柿蒂炭五钱。

[加减]痛止块消，大便稀加白术三钱，茯苓三钱。

脱肛（气虚、肠炎、痢疾均能导致脱肛）

一、气虚型

[主症]在大便时直肠或直肠黏膜脱出肛门外，直肠脱垂较长，色淡红，直肠黏膜下垂脱出较短，色鲜红微有渗血，无疼痛感。

[病机]气虚失摄引起脱肛。

[治则]补中益气。

[常用方]台参三钱，升麻一钱，黄芪三钱，白术三钱，陈皮二钱，茯苓三钱，柴胡一钱五分，炙甘草二钱，莲子肉三钱。

二、气血凝滞型

[主症]大便频或不频，便中夹带黏液，有里急后重感，脱肛苔白腻，脉缓滑。

[病机]气血凝滞，因后重引起脱肛。

[治则]利气和血化滞。

[常用方]当归三钱，白芍三钱，槟榔二钱，木香一钱五分，桔梗三钱，

陈皮三钱，青皮一钱，甘草一钱。

肾炎（急性、慢性）

肾炎（急性、慢性）两型分初、中、末三期进行治疗。

一、初期

急性肾炎兼有表证者（初期分水湿在表、水湿在里、湿热壅盛三种）。

（一）水湿在表

［主症］面目浮肿，继则遍身皆肿，发热恶寒，无汗，关节疼，咳嗽，或不咳，气促，舌质淡红，苔薄白，脉浮。

［病机］水湿积阻，复感风寒，肺气失宣，而为水湿在表。

［治则］宣肺清热，淡渗利水。

［处方］浮萍二钱，木贼二钱，麻黄一钱，秦艽三钱，杏仁一至一钱五分，连翘三钱，桑叶三钱，芦根四钱，滑石四钱，赤小豆四钱，竹叶二钱，茯苓皮四钱，益母草三钱。

［加减］血压高去麻黄加苏叶一至一钱五分，生石决明五钱，心脏病去麻黄加苏叶一钱。腹胀加大腹皮一至三钱，鸡内金三钱，体弱加沙参、童参各三钱。

（二）水湿在里

［主症］遍身浮肿，腹以下为甚，按之没指，恢复较慢，无发热恶风，口不渴，尿少，舌质淡苔白腻，脉缓肢冷。

［病机］脾失健运，水湿不得下行，为水湿在里。

［治则］健脾利湿，兼振脾阳。

［处方］台参二至三钱，猪苓二钱，茯苓皮四钱，白术二钱，桂枝二钱，泽泻二钱，姜皮二钱，大腹皮二至三钱，桑白皮三钱，冬瓜皮五钱，熟附子一至二钱。

（三）湿热壅盛

［主症］水湿严重难消，烦热口渴胸腹胀满，喘促气粗，大便秘结，小便短赤，舌质红苔黄腻，脉滑数。

［病机］水湿不化，久郁成热，壅塞气机，为湿热壅盛。

［治则］清热利湿，宽中逐水。

［主方］八正散加味（和剂局方），车前子三钱，木通一至一钱五分，瞿麦二至三钱，萹蓄三钱，生滑石三至五钱，炒山栀一钱五分，大黄五分，甘草一钱，益母草三至五钱，热重加丹皮二钱，犀角一钱。上半身肿甚兼喘者，加炒杏仁一至二钱，厚朴一至二钱。

［加减］以上三型，化验蛋白多，体实者加生蛤壳五至八钱，汗多者加生牡蛎五至八钱，体虚者加生芡实五钱至一两，红细胞多加白茅根六钱，仙鹤草五钱，有管型加沙苑子六钱，杜仲三钱，菟丝子三至五钱，（管型有七种，以颗粒管型为最常见。）有草酸结晶加金钱草五钱。

二、中期

此期多为水肿不严重，呈中等浮肿，但正气已虚，多属"慢性肾炎"，分三个类型。

（一）阴虚湿热型

［主症］午后潮热，头面及足胫浮肿，头晕身重，倦怠乏力，渴不欲饮，尿少色赤，舌质红苔花剥，脉细数。

［病机］水湿未尽，郁蒸化热，久热伤阴。

［治则］养阴清热化湿。

［常用方］生地三钱，知母二钱，黄柏二钱，白茅根五钱，石斛三钱，麦冬三钱，通草二钱，生滑石三钱，沙参三钱，石韦三钱，车前子三钱。

（二）脾阳不运型

［主症］四肢浮肿，按之凹陷不起，腹胀，气短乏力，厌食，大便溏，小便少，面色㿠白，舌质淡，苔白，脉沉缓。

［病机］脾阳不运，水湿泛滥。

［治则］温脾渗湿。

［常用方］黄芪三至五钱，带皮茯苓三钱，台参三钱，干姜一钱，白术三钱，附子一钱，肉桂一钱，猪苓二钱，泽泻二钱，车前子三钱。

（三）肾气衰微型

［主症］水肿反复发作，呈全身性显著性水肿尤以下肢为重，常合并"腹水"，包皮水肿，阴囊或阴唇水肿，有时并有胸水，正面双眼不能睁开，

有时头颈不能分清，颜面苍白，肢冷自汗。小溲涩数，阴虚型舌质暗红苔薄白，脉沉细而数，阳虚型舌质淡苔薄白，脉细无力，精神不振。

［病机］脾肾双虚，固摄失调，不能化气行水。相当于"肾病综合征"。

［治则］阴虚型滋阴补肾，消水。阳虚型补阳温肾行水。

［主方］①阴虚型：济生肾气丸加味。地黄五钱，山萸肉二钱，山药四钱，泽泻二钱，茯苓三钱，牛膝二钱，黄精四钱，牡丹皮二钱，生芡实八钱，车前子三钱，沙苑子一两，益母草三至六钱。②阳虚型症状同前，舌质淡红苔白少，脉缓无力。

［处方］台参三至五钱，生黄芪五钱，元参三钱，益智仁二钱，补骨脂三钱，泽泻二钱，赤小豆五钱，壮腰健肾丸每日服一丸。

三、末期

肾炎恢复期：此期水肿基本消退，进入恢复阶段，如肾阴虚可出现头晕，腰背酸痛，五心烦热，口干盗汗，失眠多梦，尿赤，便秘，舌质红，苔少，脉细数。

［主方］六味地黄丸。

如头晕，全身无力，腹痛汗多，梦多惊悸，小溲清长。舌质淡苔薄白，宜桂附地黄丸。

［鉴别诊断］血证水肿：遍身青肿或皮如熟李，溲赤反利，屎黑，舌尖上有深红或黑色出血点，此必有蓄血，或跌扑内挫，负重努力，以致血瘀于内而成。

［常用方］当归三钱，琥珀二钱，桃仁三钱，生地四钱，赤苓三钱，防己三钱，没药二钱，川椒目二钱，益母草五钱。

肾盂肾炎（淋证）

［主症］往往以突然高热开始，伴有消化和神经系统症状，如呕吐腹泻，烦躁不安，甚至惊厥，而不出现尿急尿频，若合并膀胱炎则见尿急尿频，尿疼，排尿困难，肾区疼和遗尿等。

［病机］湿热蕴积下焦。

［治则］清热利尿健肾。

［常用方］沙苑子五钱,续断三钱,生地三钱,山栀一钱五分,当归二钱,陈皮二钱, 山药二钱, 竹叶二钱, 赤芍二钱, 茯苓皮三钱, 蒲公英六钱,海金沙三钱, 生甘草一钱。

尿路感染

［主症］发热、排尿困难、尿频尿疼、尿内有分泌物。

［病机］下焦湿热。

［常用方］导赤散加味。生地三钱,木通一钱,甘草梢一钱,竹叶二钱,金银花六钱, 连翘三钱, 萆薢三钱, 黄柏二钱, 海金沙三钱, 灯心草一钱。

尿道结石

［主症］腹疼逐渐向下放射, 排尿不畅, 尿时刺疼难忍, 甚则尿潴留,或带血, 舌质淡, 苔白黏腻, 脉滑。

［病机］湿热蕴积下焦,尿中杂质结为砂石则为石淋,热伤血络为血淋。

［常用方］金钱草五钱, 赤苓二钱, 萆薢三钱, 金银花六钱, 牡丹皮三钱,生地三钱, 木通一钱五分, 知母、黄柏各一钱五分, 竹叶二钱,当归二钱, 滑石四钱, 白茅根五钱, 赤芍三钱, 牛膝三钱, 甘草梢二钱,琥珀五分（冲入）。

［加减］尿如脓样去琥珀、牛膝加苡仁四钱, 败酱草四钱, 服药后排出结石即愈。

以上用药剂量为三至五岁量, 其他年龄可酌情加减。

后尿道结石（砂淋）

［主症］小腹急满, 小便淋滴不畅, 浑浊, 溺时尿道疼痛难忍, 努力使溺以致脱肛,甚或点滴不下,口干,脉滑数,拍片可见尿道或膀胱有结石。

［病机］湿热下注, 瘀结膀胱或尿道。

［治则］清热利湿。

［主方］石韦散加减。金钱草五钱, 石韦三钱, 木通一钱五分, 车前子三钱, 瞿麦二钱, 牛膝三钱, 琥珀五分, 滑石四钱, 金银花五钱, 萆

藓三钱，赤苓三钱，冬葵子二钱，海金沙三钱。

［常用方］琥珀五分，草藓三钱，当归二钱，赤苓三钱，金钱草五分，生地三钱，竹叶二钱，金银花五钱，木通一钱五分，地丁三钱，知柏各一钱五分，生滑石四钱，牡丹皮二钱，赤芍二钱，甘草梢二钱。

口疮（口腔炎）

［主症］①口腔全部黏膜发炎，初起充血水肿，重者表层剥蚀流涎，饮食减少，大便干。②急性溃疡性口炎，发烧，口腔全部有大小不同型之溃疡面，触之出血，疼痛难忍，舌质红苔黏腻，脉数。

［病机］心脾积热，或外感风热时邪，郁久化热。

［治则］清热利湿，凉血解毒。

［常用方］生地三钱，木通一钱，竹叶二钱，牡丹皮二钱，黄连一钱，金银花五钱，连翘三钱，地丁三钱，升麻一钱，灯心草五分，甘草一钱。

［加减］大便干加熟大黄一钱，恶心呕吐加竹茹三钱，大便稀加滑石四钱，牙龈出血加白茅根五钱，发烧加青蒿三钱。

［外用药］锡类散。

鹅口疮

［主症］满口白屑，甚则堵塞咽喉阻碍呼吸，脉数。

［病机］湿热炽盛。

［治则］清热利湿解毒。

［常用方］金银花四钱，地丁三钱，黄柏二钱，木通一钱，黄连须一钱，赤芍三钱，滑石三钱，公英四钱，板蓝根三钱，灯心草五分，甘草一钱。

风湿热（即急性风湿热—热痹）

［主症］发热持续不退，关节红肿焮热疼痛，上肢屈伸不利，或下肢行走困难，舌质红，苔黄，脉弦滑。血沉增速，抗"O"增多。

［病机］风寒湿邪留滞经络蕴化为热。

［治则］祛风清热，利湿化瘀。

［常用方］苍术三钱，黄柏二钱，知母三钱，秦艽三钱，生滑石四钱，苡仁四钱，忍冬藤四钱，通草二钱，生石膏四钱，香附二钱，杏仁一钱五分，连翘三钱，丝瓜络三钱。

［加减］血沉增速者重用利湿清热药，抗"O"增高者重用祛风药（如防风等），但一定要注意药的配伍。

风火眼（急性结膜炎）

［主症］初起自觉眼内微痒及异物感，眼皮红肿，畏光畏热，眼睑浮肿难睁，眵多或眼疼、头疼，舌质红苔白脉数。

［病机］肝经积热，复感风邪。

［常用方］桑叶、菊花各三钱，金银花五钱，连翘三钱，生地三钱，木通一钱，蝉蜕二钱，当归二钱，竹叶二钱，蒲公英四钱，赤芍二钱，胆草一钱，木贼二钱，生甘草一钱。

鼻衄

［主症］轻型涕中带血丝，重型鼻中流血不止，头晕、心慌，全身无力，多汗、口干、倦怠，舌质红少苔，脉细。

［病机］外伤性为鼻部受伤引起，内伤多为阴虚内热，灼伤脉络，迫血妄行。

［治则］外伤以治外伤为主，内伤以养阴清热凉血、止血为主。

［常用方］白茅根五钱至一两，生地炭三两，仙鹤草三钱，麦冬三钱，当归炭三钱，藕节炭三钱，栀子炭二钱，牛膝三钱，杷叶三钱，侧柏炭三钱，沙参三钱。

便秘

［主症］大便秘结难下，如羊屎样，3～5日一次或更多天一次，甚至肛门破裂出血，别无他症，舌淡少苔，面黄多汗，脉细无力。

［病机］气血两虚。

［治则］补气养血。

〔常用方〕沙参、童参各三钱，杏仁一钱五分，柏子仁三钱，当归三钱，苁蓉四钱，郁李仁二钱，浮小麦五钱，麻仁二钱，黄精四钱，白芍三钱。

癫痫（俗称羊痫疯）

〔主症〕眩晕、胸闷、旋即倒地，昏迷不知，口吐白沫，二目天吊，手足抽搐，面色苍白，并发出猪羊的叫声，少顷而苏，发作时间不定，苏醒后四肢无力，精神不振，头昏心烦，痰多，舌淡苔白腻，脉弦。

〔病机〕多为湿痰内积，阻塞清窍，或大惊大恐，伤及肝肾所致。

〔治则〕化痰开窍，伤及肝肾者佐以平补肝肾法。

〔常用方〕生龙牡各三钱，清半夏一钱，珍珠母四钱，远志二钱，茯苓三钱，竹茹三钱，陈皮二钱，枳壳二钱，菖蒲一钱，郁金一钱，白芍三钱，天竺黄三钱，甘草一钱。伤及肝肾者加服杞菊地黄丸（得之大惊大恐之后）。

湿疹

〔主症〕全身均可发现红色细小疹点，剧烈瘙痒，挠破或流水或流血，但仍作痒异常，婴幼儿以头面部常见，舌质淡红苔白，脉弦数。

〔病机〕湿热过重。

〔治则〕利湿清热。

〔常用方〕苍术二钱，黄柏二钱，苡仁三钱，公英五钱，金银花四钱，赤芍三钱，蝉蜕二钱，连翘二钱，茵陈三钱，地肤子三钱，木通一钱，六一散三钱。

热毒（疖）

〔主症〕全身生大小不等型红疖，痛痒交加，此伏彼起缠绵不已，舌质红苔白，脉数。

〔病机〕风湿入于血分。

〔治则〕清热解毒，凉血，兼祛风湿。

〔常用方〕蒲公英六钱，金银花五钱，当归二钱，赤芍三钱，连翘三钱，蝉蜕二钱，生地三钱，木通一钱，地丁三钱，牡丹皮二钱，生甘草一钱。

瘰疬（颈淋巴结炎）

［主症］过午低热汗多，倦怠，颈淋巴结肿硬小核作痛，饮食减少，舌质红苔白，脉弦细数。

［病机］肝经郁热。

［治则］疏肝清热化瘀。

［常用方］柴胡二钱，夏枯草三钱，当归二钱，蒲公英八钱，赤芍三钱，元参三钱，川贝母二钱，白薇三钱，生牡蛎四钱，黄芩二钱，陈皮二钱。

颜面神经麻痹（面瘫）

［主症］面部一侧肌肉瘫痪，表情丧失，笑时口角歪向健侧，流涎，不能鼓腮吹哨，形成一侧口眼㖞斜。

［病机］气血不足，风邪乘虚侵袭。

［治则］养血通风通络。

［常用方］当归二钱，熟地二钱，白芍三钱，川芎一钱，桑叶三钱，秦艽三钱，丹参三钱，钩藤三钱，蝉蜕三钱，丝瓜络三钱，陈皮二钱，豆豉三钱，忍冬藤三钱。

舌面血管瘤

［主症］舌面隆起大小不同型之红色微粒，舌边及舌下均有发现，有时出血，微有疼痛感，舌质红苔白脉细。

［病机］心经热盛，瘀血。

［治则］清热化瘀。

［常用方］灯心草一钱五分，莲子心一钱五分至三钱，连翘三钱，金银花三钱，竹叶三钱，地丁三钱，白扁豆花三钱，炒山栀一钱五分，当归三钱，元参三钱，茯苓三钱，麦冬三钱，白茅根五钱，木通一钱，粉甘草一钱，橘红一钱五分。

［加减］热盛加黄连五分至一钱。

多发性神经炎（痿症）

［主症］四肢软瘫，变细，不能动转或稍能动转亦痿软无力，足不能立，手不能持，无疼痛感，舌质淡红苔薄白，脉弦缓。

［病机］肝肾虚，风寒湿乘虚侵袭。

［治则］健脾补肝益肾，强筋壮骨，搜风。

［常用方］秦艽三钱，防风、防己各二钱，桑寄生三钱，杜仲三钱，菟丝子五钱，枸杞子三钱，当归三钱，生地三钱，丹参三钱，忍冬藤五钱，怀牛膝二钱，鸡血藤三钱，桑枝三钱，香附二钱，炒苡仁四钱。

［加减］阳虚加人参三钱，黄芪三至五钱，脾虚加白术三钱，山药三钱。

佝偻病（五软五迟）

［主症］体弱多汗，食欲不振，面黄发稀，睡眠露睛，颈软不能及时坐立行走，生齿及智力均发展迟缓，舌淡苔少黄，脉缓无力，心烦哭闹不安。

［病机］脾肾双虚。

［治则］健脾益肾。

［常用方］沙参、童参各五钱，白术五钱，茯苓五钱，砂仁三钱，生牡蛎一两，陈皮二钱，沙苑子二两，鸡蛋皮四两，胎盘粉四两，鸡内金五钱，白糖六两，谷芽五钱，白芍三钱，上药轧细为粉，每次服五分，日二次。

阴道出血

［主症］一至五岁女孩从阴道流出血液，有时淋漓不断无疼痛感，但日久亦能导致倦怠乏力，面黄，脉细。

［病机］脾虚血热妄行。

［治则］养血，凉血，止血。

［常用方］地榆炭二钱，当归炭二钱，棕榈炭二钱，生地炭三钱，仙鹤草四钱，阿胶二钱，白术二钱，藕节炭三钱，侧柏炭二钱，陈皮一钱，白芍二钱，甘草一钱。

［备注］以上各方用药均为二至五岁量，二岁以内五岁以上须酌情加减，或根据病情轻重加减。

科研成果

一、刘清贞论文著作发表情况

题目	刊物名称、出版社	发表时间	位次
益胃汤加减治疗小儿厌食症的体会	山东中医杂志	1987（5）：20–21	1/1
痰包	山东中医杂志	1988（1）：41	2/2
手足口病述要	山东中医杂志	1990（4）：60–61.	2/2
乳蛾一号治疗急性扁桃体炎84例	山东中医杂志	1990（6）：13	1/2
齐鲁名医学术思想荟萃	山海书社	1995.08	齐鲁名医
泉城儿科名医——刘清贞	山东中医杂志	1997（7）：326	名医
乳蛾解毒合剂治疗小儿扁桃体炎临床研究	山东中医杂志	1997（8）：344–345	1/5
刘清贞简历·乳蛾解毒汤	健康报	1997.9.8 第3版	1/2
小儿咽喉炎性咳嗽证治	山东中医杂志	1998（7）：295–296	2/2
儿童习惯性痉挛从肝论治	中医杂志	1999（2）：78–79	2/2
刘清贞儿科治学经验	中医儿科	2000（3）：136–137	指导老师
乳蛾解毒合剂药效学研究	时珍国医国药	2000（12）：1061–1062	委托者
泻肺止咳合剂治疗小儿痰热咳嗽临床研究	山东中医杂志	2000（12）：713–714	5/5
方药传真·刘清贞	江苏科学技术出版社	2003.01	全国老中医药专家
刘清贞儿科学术经验撮要	中国中医药现代远程教育	2005（2）：39–41	指导老师
儿童善太息的诊疗经验	中国中医药现代远程教育	2005（7）：32–33	2/2

（续表）

题目	刊物名称、出版社	发表时间	位次
浦家祚临证经验荟萃	山东科学技术出版社	2015.06	副主编
名老中医之路续编（第五辑）·刘清贞	中国中医药出版社	2016.01	全国名老中医药专家
方证相应——济南中医儿科方证流派传承辑要	山东科学技术出版社	2017.07	编审

二、刘清贞科研成果获奖情况

成果名称	位次	日期	获奖名称、等级
乳蛾解毒合剂治疗小儿扁桃体炎的临床及实验研究	第1位	1996.10	济南市科学技术进步奖二等奖
泻肺止咳合剂治疗小儿痰热咳嗽的临床及实验研究	第5位	2000.09	济南市科学技术进步奖三等奖

三、乳蛾解毒合剂治疗小儿扁桃体炎临床研究

作者：刘清贞、崔文成、王延泉、杨兴林、李为玲。

1993年5月至1994年12月，笔者用本院生产的乳蛾解毒合剂治疗小儿扁桃体炎100例，疗效满意。现将结果报告如下。

（一）一般资料

全部病例随机分为治疗组和对照组。治疗组100例，男57例、女43例，<7岁59例、>7岁41例，平均6.10岁。对照组30例，男17例、女13例，<7岁13例、>7岁17例，平均7.33岁。两组患者的病情、病程经统计学处理，无显著性差异，具有可比性。

诊断标准参照1988年国家中医药管理局颁发的《全国中医内外妇儿病证诊断疗效标准》制定：①扁桃体肿大、充血或有脓点及渗出物；②发热；③咽痛。

排除病例标准：①年龄在1岁半以下及14岁以上者；②合并有心、肝、肾和血液系统等严重原发性疾病者；③猩红热、白喉等法定传染病；④未按规定用药，无法判断疗效，或资料不全等影响疗效及安全性判断者。

（二）观察方法

分别于治疗前后对患儿进行临床观察及检验。重点观察发热，咽痛，扁桃体肿大、脓点及渗出物，白细胞计数在治疗前后的变化，记录结果。

（三）治疗方法

1. 治疗组

服用本院制剂室生产的乳蛾解毒合剂［批准文号：济卫药制（91）Z0807-17］，由蒲公英、赤芍、锦灯笼、青蒿等组成，每次 10 ~ 30mL，口服，日 3 次，连用 3 ~ 7 天。

2. 对照组

服用银黄口服液（鲁南制药厂生产），每次 10 ~ 20mL，口服，日 3 次，连用 3 ~ 7 天。

观察期间，一律不用抗生素或磺胺类药物等化学药物及其他治疗方法，发热超过 38.5℃，必要时可肌注安痛定对症处理。

（四）疗效判定标准

参照 1988 年《全国中医内外妇儿病证诊断疗效标准》，制定疗效标准如下：

1. 痊愈

发热等全身症状、咽痛消失，扁桃体充血、脓点及渗出物均消失。

2. 好转

发热等全身症状、咽痛减轻，扁桃体充血、脓点及渗出物均减轻。

3. 无效

发热等全身症状及咽痛无改善或加重，扁桃体充血、脓点及渗出物均未改善或加重。

（五）治疗结果与疗效分析

1. 治疗结果

治疗组 100 例中，痊愈 69 例，好转 24 例，无效 7 例，总有效率 93%；对照组 30 例中，痊愈 6 例，好转 20 例，无效 4 例，总有效率 86.67%。两组治疗结果经统计学处理，$P<0.001$，有非常显著差异，说明

乳蛾解毒合剂疗效明显优于对照组。

2. 疗效分析

（1）退热作用比较

治疗组，用药前发热 94 例，用药后体温降至正常 80 例，有效率 85.11%。对照组，用药前发热 26 例，用药后体温降至正常 15 例，有效率 57.69%。经统计学处理，$P<0.01$，有非常显著差异，说明治疗组退热作用好于对照组。

（2）止痛作用比较

治疗组，用药前咽痛 95 例，用药后咽痛消失 84 例，有效率 88.42%。对照组，用药前咽痛 26 例，用药后咽痛消失 15 例，有效率 57.69%。经统计学处理，$P<0.01$，有非常显著差异，说明治疗组的止痛作用好于对照组。

（3）消肿作用比较

治疗组，用药前扁桃体肿大总值 221，用药后消肿值 70，有效率 31.67%。对照组，用药前扁桃体肿大总值 70，用药后消肿值 8，有效率 11.43%。经统计学处理，$P<0.01$，有非常显著差异，说明治疗组的消肿作用好于对照组。

（4）消除脓点及渗出物的作用比较

治疗组，用药前脓点及渗出物例数 36，用药后消失例数 29，有效率 80.55%。对照组，用药前脓点及渗出物例数 13，用药后消失例数 5，有效率 38.46%。经统计学处理，$P<0.01$，有非常显著差异，说明治疗组消除脓点及渗出物的作用强于对照组。

（5）对白细胞计数的影响比较

治疗组，用药前 WBC 异常例数 42，用药后正常例数 35，有效率 83.33%。对照组，用药前 WBC 异常例数 11，用药后正常例数 9，有效率 81.82%。经统计学处理，$P>0.05$，无明显差异，说明治疗组与对照组同样具有良好的抗菌抗炎作用。

（6）不良反应

未见明显不良反应。

（六）讨论

扁桃体炎系腭扁桃体的非特异性炎症，也可伴有一定程度的咽黏膜及其他淋巴组织的炎症，但以腭扁桃体的炎症为重，中医称其为乳蛾。基于对"毒"在温病发病中意义[1]的认识，我们认为小儿扁桃体炎的发病机理：毒（包括现代认识到的各种病原微生物）是发病的决定性因素，六淫是毒侵入人体的外在条件，人体正气弱而不能灭毒或不能抗毒外出是发病的内在因素。毒是发热的原因，发热是毒强而正气奋起抗毒产生特异性抗毒能力的表现，毒灭则热除。故在组方设计中，重用蒲公英、锦灯笼解毒退热，辅以赤芍、马勃凉血消肿，青蒿、荆芥穗芳香清透，佐用玄参、甘草滋阴解毒，使以桔梗引药直达病所。诸药相伍，在注重解毒的同时，采用凉血滋阴先证而治，使毒解热退，瘀散肿消，共奏其效。

小儿扁桃体炎目前尚无专用中成药。为了验证乳蛾解毒合剂的临床疗效，我们选用银黄口服液[2]作为对照用药。结果表明：乳蛾解毒合剂治疗小儿急性扁桃体炎及慢性扁桃体炎急性发作的痊愈率为69%，总有效率为93%，与银黄口服液对照组比较，有非常显著差异（$P<0.001$），说明乳蛾解毒合剂在痊愈率及总有效率方面明显优于银黄口服液。乳蛾解毒合剂有良好的退热、止痛、消肿、消除脓点及渗出物的作用，与银黄口服液对照，均有明显差异（$P<0.01$），故不论从症状改善还是体征消失，乳蛾解毒合剂均明显优于银黄口服液。结果还提示，乳蛾解毒合剂与银黄口服液对白细胞计数的影响无明显差异（$P>0.05$），同样具有良好的抗菌抗炎作用。临床未发现乳蛾解毒合剂有明显不良反应。药效学研究及毒理学研究结果也表明，乳蛾解毒合剂有解热、镇痛、抗炎、抗菌、抗病毒作用，安全无毒。

乳蛾解毒合剂的良好作用，取决于药物组成成分及其合理的配伍。文献资料表明，解毒方药清热之效不外通过以下几个方面的作用来实现[3]。一是抗病原微生物作用。解毒方药多具有广谱抗病原体活性的作用，而且不同解毒清热方药合用，还可出现抗菌的协同增效、延缓耐药性产生等多种效果。二是提高机体的免疫功能。解毒清热方药无论对增强非特异性免疫功能，抑或特异性体液免疫或细胞免疫功能，均有广泛的激活作用，所以既能有效地提高机体的抗感染免疫能力，又能显著提高抑制其变态反应。三是对抗毒素的毒害作用，主要是：抑制毒素生成，使毒素减活灭活；对抗毒素所致机体功能障碍和组织损害；加速机体对毒素的消除。

参考文献

[1] 崔文成．毒在温病发病中的意义．中医杂志，1991,32（1）：11.

[2] 王名洲，高玉敏，高希章，等．银黄口服液的研究．山东中医学院学报，1991,15（4）：50.

[3] 黄星垣．毒在温病发病中的意义．中医杂志，1991,32（1）：4.

儿科特色院内自制剂

序号	品名	主治功效	注册文号
1	乳蛾合剂	清热解毒，利咽。用于风热乳蛾（扁桃体炎症）、见发热咽痛等。	鲁药制字再Z01080123
2	鼻渊合剂	解表通窍，解毒排脓，活血止痛。用于鼻窦炎急性发作期、鼻塞、流黄鼻涕、头痛等。	鲁药制字再Z01080124
3	退热合剂	清热解毒，利湿。用于上呼吸道感染、扁桃体炎、气管炎、肺炎等所引起的发烧、咳嗽、流涕、咽痛、食滞等证。	鲁药制字再Z01080125
4	利咽合剂	滋阴、凉血、化瘀、消肿。用于各种类型的急慢性咽炎。	鲁药制字再Z01080127
5	参龙丸	益阴润燥，清咽化痰。用于咽炎、喉炎，症见咽干、咽痒、咳嗽。	鲁药制字再Z01080140
6	健脾强体茶	益气固表，健脾消食。用于多汗易感，食少体弱，口疮，鼻衄间歇期。	鲁药制字再Z01080192
7	消炎膏	消炎、消肿。用于未破溃疮疡。	鲁药制字再Z01080194
8	小儿调胃散	健脾和胃，理气消食。用于脾胃虚弱，食欲不振，呕吐、腹泻，腹胀。	鲁药制字再Z01080195
9	宣肺合剂	宣肺清热，化痰平喘。用于风热蕴肺引起的肺炎、支气管炎，见发热、咳嗽、痰喘等症。	鲁药制字再Z01080196
10	感冒合剂	辛凉解表，清热解毒。用于风热感冒引起的发热、头痛、咽干咽红、四肢无力、全身酸痛、咽部红肿、干咳无痰。	鲁药制字再Z01080204
11	黄连膏	清热解毒，润燥敛疮，生肌止痛。用于皮肤裂口、疮疡作痛等症。	鲁药制字再Z01080206

（续表）

序号	品名	主治功效	注册文号
12	黄连油	泄火消肿，凉血润燥。用于各型鼻炎、鼻出血等。	鲁药制字再 Z01080207
13	复方蒺藜丸	养血润燥，散风止痒。用于湿疹、皮炎、荨麻疹、瘙痒症等。	鲁药制字再 Z01080209
14	清肺止咳合剂	清热止咳，化痰平喘。用于风热、肺热、痰热引起的支气管炎、肺炎。	鲁药制字再 Z01080217
15	泻肺止咳合剂	泻火祛痰，润肺止咳，理气消积。用于痰热蕴肺型支气管炎，肺炎及咽喉炎。见咳嗽，痰鸣，食欲不振等。	鲁药制字再 Z01080221
16	清胃健脾丸	清胃健脾，化食开胃。用于胃热脾虚型小儿厌食，脾胃不和，消化不良，不思饮食等症。	鲁药制字再 Z01080447

刘清贞大事记

1939 年　出生于济南

1956—1959 年　济南十四中学学生

1959—1965 年　山东中医学院医疗系本科生

1965 年　毕业于山东中医学院，分配到济南市中医医院儿科工作

1966 年　参加农村社会主义教育工作队

1967 年　师事济南市中医医院第一任儿科主任、济南市名中医刘东昇先生

1967 年　参加巡回医疗队去山东邹平县支农医疗工作

1970 年　借调济南市卫生局工作

1974 年　参加巡回医疗队去历城县高尔镇支农医疗工作

1976 年　参加编写《中医验方选集》

1977 年　参加编写《中医儿科验方选集》

1980 年 9 月—1981 年 1 月　在上海中医学院参加全国中医儿科师资进修班

1982 年 5 月　晋升主治医师职称

1982 年 12 月　协作项目小儿消食片的研究获山东省科学技术进步奖二等奖

1987 年 7 月 1 日　加入中国共产党

1987 年 9 月　晋升副主任中医师职称

1988 年　参加全国儿科急救高级医师培训班

1990 年　参加第 4 届全国中医儿科学术大会

1990—1995 年　任济南市中医医院第二任儿科主任

1993 年　山东中医药大学兼职副教授

1993 年 6 月　晋升主任中医师

1994 年 12 月 26 日　山东省科委计划课题"乳蛾解毒合剂治疗小儿扁桃体炎的临床及实验研究"通过鉴定

1994 年　济南中医药学会常务理事兼儿科委员会主任委员

1994 年　山东中医药大学兼职教授

1996 年 10 月　"乳蛾解毒合剂治疗小儿扁桃体炎的临床及实验研究"获济南市科学技术进步奖二等奖（第 1 位）

1997 年　人事部、原卫生部、国家中医药管理局确定为全国老中医药专家学术经验继承工作指导老师（继承人崔文成）

1999 年　济南市科委计划课题"泻肺止咳合剂治疗小儿痰热咳嗽的临床及实验研究"通过鉴定

1999 年　参加全国第 14 次中医儿科学术大会

2000 年 9 月　"泻肺止咳合剂治疗小儿痰热咳嗽的临床及实验研究"获济南市科学技术进步奖三等奖（第 5 位）。

2000 年　学术经验继承人崔文成出师

2000 年 12 月　荣获"全国老中医药专家学术经验继承指导老师"荣誉证书

2004 年　国家中医药管理局确定为第一批全国优秀中医临床人才指导老师（全国优秀中医临床人才崔文成）

2007 年 2 月　荣获"济南市中医医院名老中医"称号

2007 年 2 月　荣获"济南市名老中医"称号

2007 年 9 月　荣获"山东省名中医药专家"称号

2009 年　庆祝中华人民共和国成立六十周年时，荣获济南市卫生系统"医界楷模"称号

2010 年 3 月　纪念国际劳动妇女节之际，喜获济南市卫生系统百名巾帼杰出人物"医界女杰"称号

2012 年　山东省名老中医药专家传承工作室建设项目专家

2014 年 8 月　国家中医药管理局确定为全国名老中医药专家，成立

工作室

2014 年 9 月　刘清贞全国名老中医药专家传承工作室举办省级中医药继续教育项目中医理论在儿童心肝疾病中的应用暨名老中医学术经验传承学习班

2015 年 6 月　毕业五十周年校友返校团聚会并参观新建大学校园，共祝中医事业兴旺发达

2015 年 9 月　刘清贞全国名老中医药专家传承工作室举办国家级中医药继续教育项目《内经》理论与儿科临床暨名老中医学术经验传承学习班

2016 年 12 月　刘清贞全国名老中医药专家传承工作室举办省级中医药继续教育项目方证理论与儿科临床暨名老中医学术经验传承学习班

2017 年 9 月　刘清贞全国名老中医药专家传承工作室举办国家级中医药继续教育项目温病经典理论与名老中医经验传承学习班